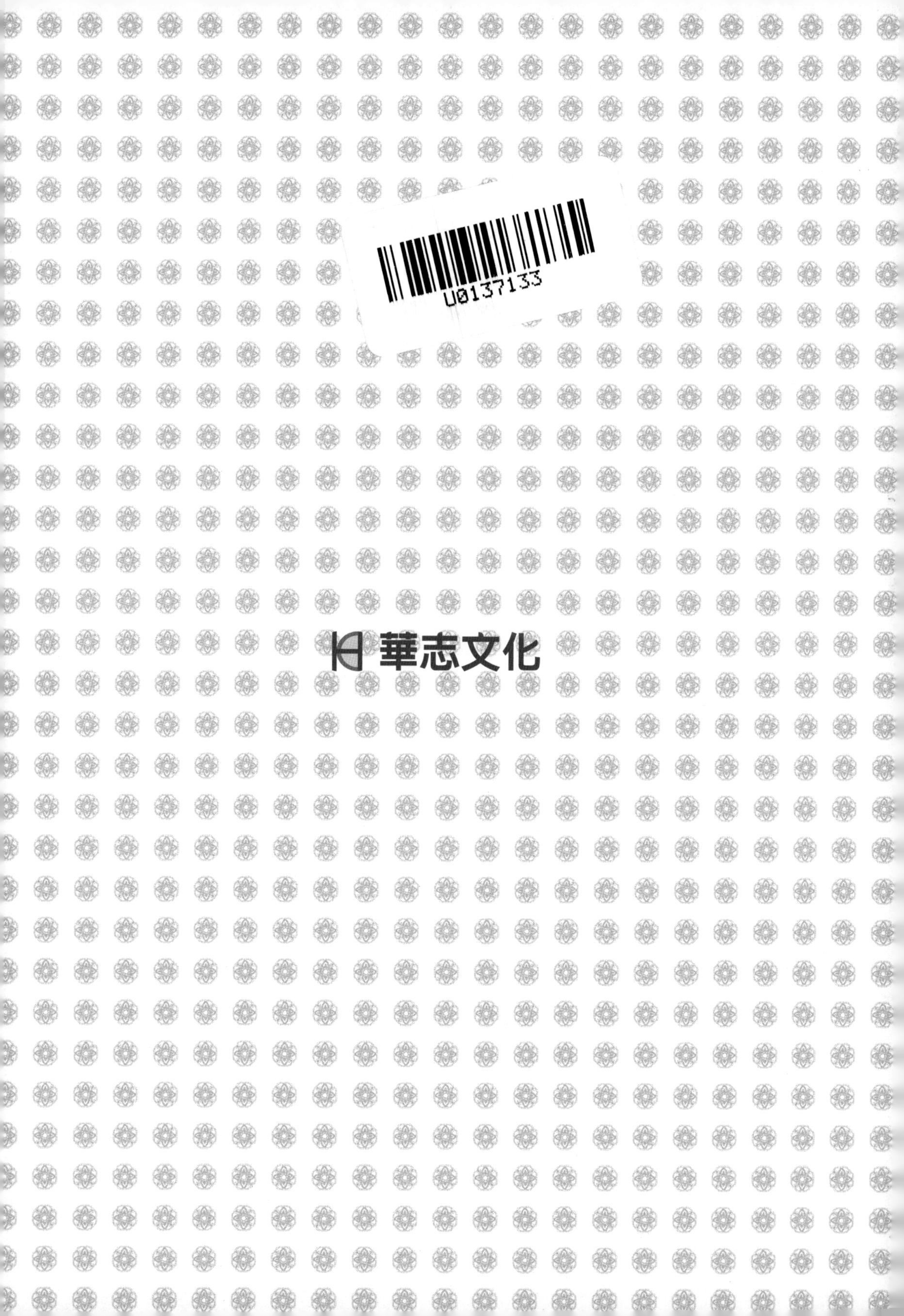
U0137133
華志文化

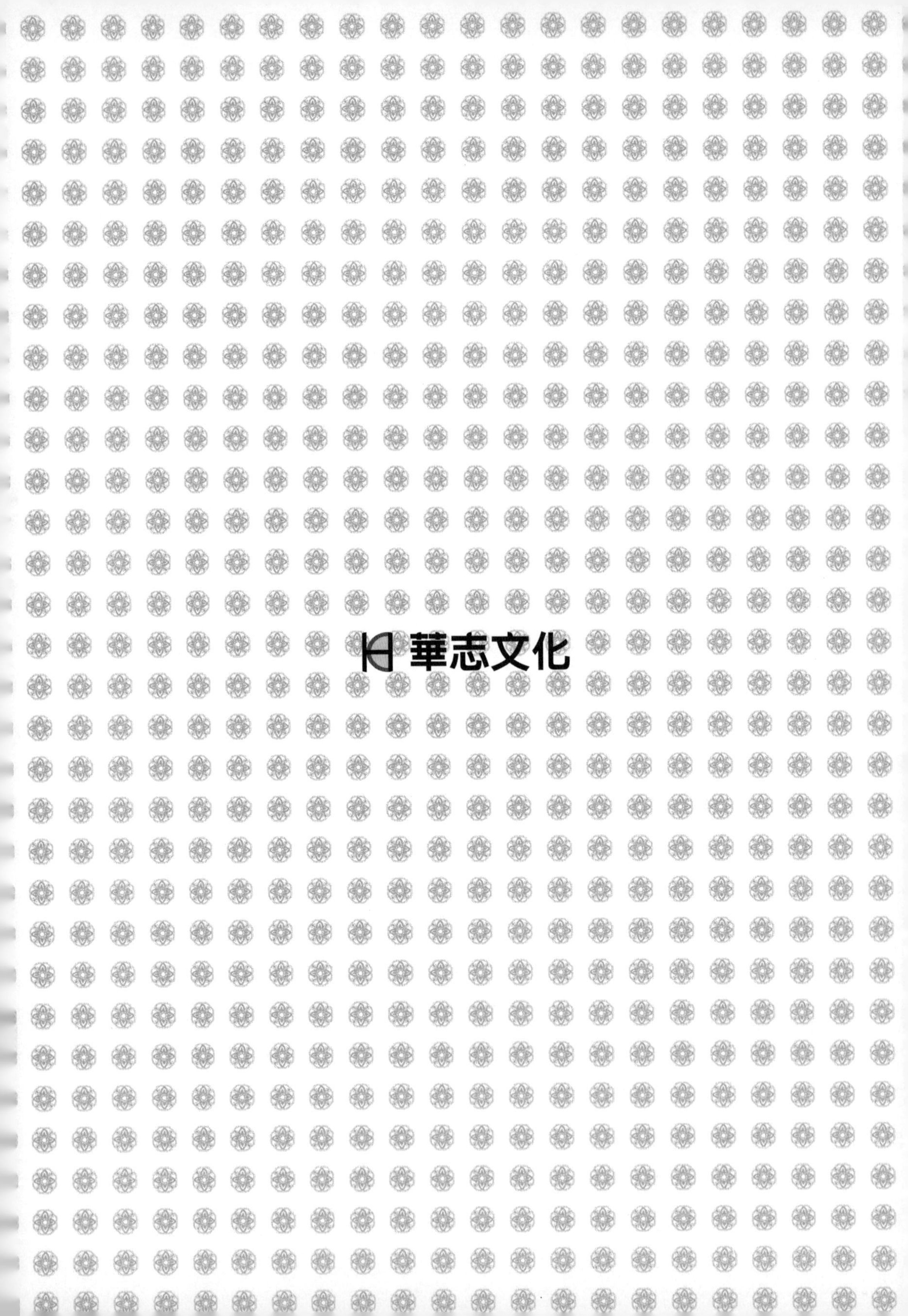
華志文化

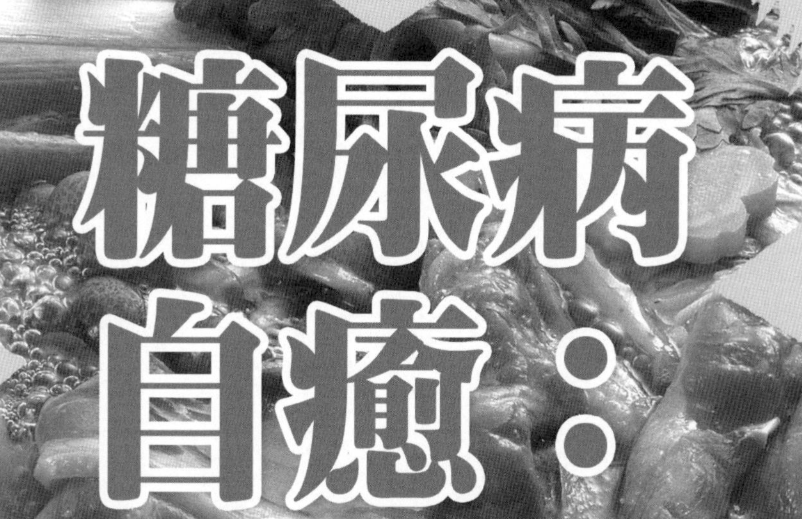

糖尿病自癒：

簡單易懂的Q&A

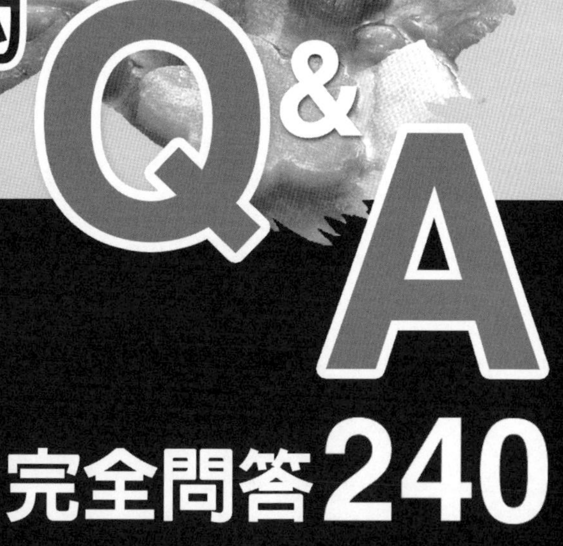

完全問答240

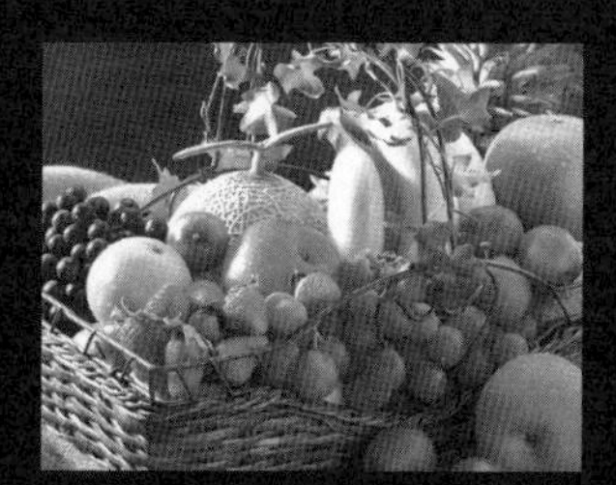

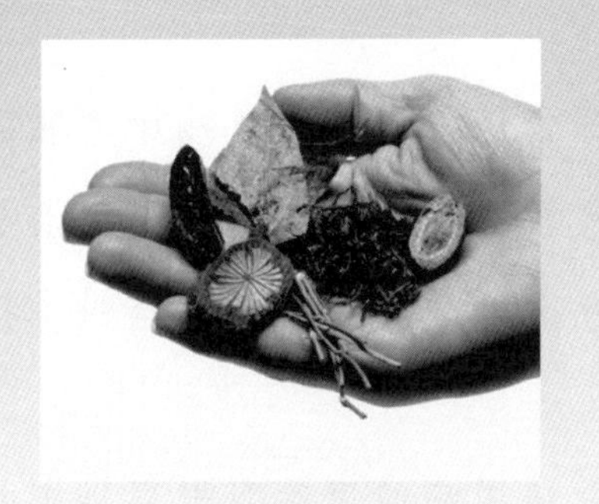

推薦序

進入21世紀以來，糖尿病以迅猛的速度在全世界蔓延，預計到2025年全世界糖尿病患者將增加到三億，它將成為社會的重大負擔。糖尿病易生發於富裕生活人群，隨著經濟的快速發展和人民生活水準的不斷提高，糖尿病的發病率正迅速地增加。據最新資料統計，糖尿病的防治工作已受到世界各國的高度重視。

糖尿病是一種慢性代謝性疾病，其危害主要在於嚴重的併發症，由於患者普遍缺乏糖尿病相關知識或者因疾病管理不善，失明、中風、腎病、心臟病及截肢等各種併發症隨之增加，嚴重影響患者的身心健康和生活品質。同時，給患者家庭和社會帶來沉重的經濟負擔。

糖尿病是終生性疾病，透過飲食控制、運動、藥物治療、血糖監測及自我管理教育可使患者血糖指數達於標準，從而防止和延緩併發症的發生和發展，提高患者的生活品質。

在糖尿病的綜合防治中，大量臨床實驗證明，透過加強對糖尿病患者的健康教育與管理，能夠改善治療效果和減少併發症。如何幫助患者獲得健康？有句古話叫「授人以魚不如授人以漁」。

由中華醫學會糖尿病健康教育者襄陽市第一人民醫院內分泌科護士長彭小春、襄陽市糖尿病協會理事長、襄陽市第一人民醫院內分泌科主任楊國銘醫師等主編的《糖尿病自癒：簡單易懂的Q&A完全問答240》一書，以普及糖尿病的自我保健知識，強化正確的防治理念，增強自我保健意識為目的，以臨床實證為基礎，針對多年來在開展糖尿病健康教育的過程中，糖尿病患者遇到的問題及醫護人員，在臨床工作中遇到的糖尿病相關問題，借鑒參閱了郭曉惠、許樟榮、向紅丁、陳偉、袁麗等國內外知名醫學專家編譯的有關糖尿病防控知識，進一步為糖尿病患者及廣大醫護人員提供了豐富的防治知識及具體的方法。

本書是一本科學性好、實用性強、重點突出的糖尿病防治手冊。希望本書能為廣大糖尿病患者及醫護人員在日常的生活和工作中提供指導和幫助。

楊有旺 謹識

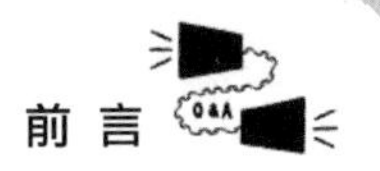

前言

隨著經濟的快速發展和人民生活水準的不斷提高、人口高齡化，糖尿病的發病率正迅速地增長，成為繼心腦血管疾病、腫瘤之後的第三大嚴重危害人類健康的慢性非傳染性疾病。

依據國際糖尿病聯盟數據資料，全世界目前有三億八千萬的糖尿病人，如以國家人口來排名，台灣「糖尿病國」的人口僅次於中國大陸及印度，位居世界第三！而2007年台灣地區高血壓、高血糖、高血脂之追蹤調查顯示，國內20歲以上民眾高血糖盛行率達8%，以此推算，全國有超過一百五十萬名糖尿病友，且以年增二萬五千名的速度持續增加。糖尿病如果沒好好控制血糖，當心併發症纏身。

糖尿病是終生性疾病，目前尚不能根治，但它是可防可控的。最經典的綜合治療措施就是「五駕馬車」，即：飲食治療、合理的運動、藥物的治療、疾病的監測、糖尿病教育。

其中，對患者的教育是核心，因為，絕大多數的糖尿病患者病情沒有得到很好的控制與管理，是由於對糖尿病的危害認識不足，缺乏對糖尿病正確的認識，以至於血糖、血脂、血壓等指標控制率很低，導致各種併發症的發生。這需要醫護人員對患者進行系統化、專業化的教育與指導，使患者具備終生相伴的知識和能力，發揮主觀能動性，從而採取有效的自我管理方法，幫助患者樹立信心和保持良好的心態，最終達到改變行為以促進健康。

國外許多研究證明，透過加強對糖尿病患者的教育，不但可以增強患者對臨床治療的依從性，改善糖尿病的控制現狀，預防各種急、慢性併發症的發生和發展，提高患者的生存品質，而且對節約各級醫療衛生行政部門和患者雙方的醫療費用、減輕社會經濟負擔，均有較大的價值。

為此，我們編寫了此書，其目的是普及糖尿病的自我保健知識，強化正確的防治理念，增強自我保健意識，以臨床實驗為基礎，針對多年來在開展糖尿病健康教育的過程中，糖尿病患者遇到的問題及醫護人員在臨床工作中遇到的糖尿病相關問題，進行綜合的整理並闡述，力求站在患者的角度，用最通俗易懂的語言回答大家所關心的問題，其特色之一是歸納剖析，便於讀者理解和記憶，也能提高讀者的閱讀興趣。

本書既是糖尿病患者的良師益友，也是廣大醫護人員的參考書，全書共分 7 篇，共 240 條 Q & A，內容包括糖尿病的基礎知識、糖尿病急慢性併發症、糖尿病飲食治療、糖尿病運動治療、糖尿病藥物治療、糖尿病自我管理、糖尿病健康教育與心理。

由於我們的知識水準和實務經驗有限，書中難免有疏漏不

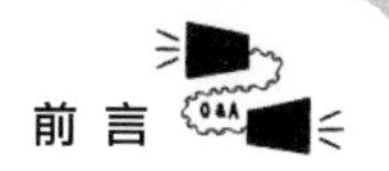

足之處，殷切希望廣大讀者批評指正，以便今後及時修改、不斷提高品質。同時，希望本書能給您的健康帶來幫助！

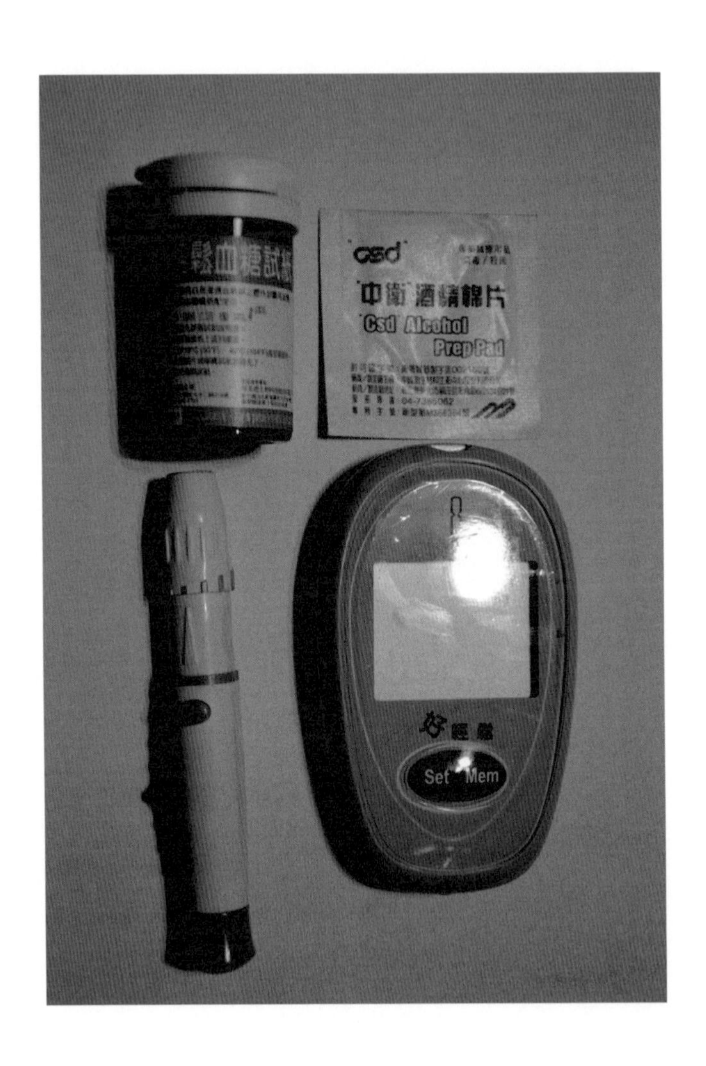
csd
中衛酒精棉片
Csd Alcohol
Prep Pad
Set Mem

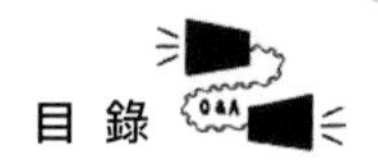

目 錄

第一章 糖尿病基本知識

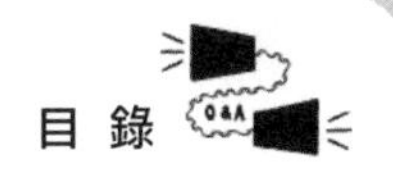

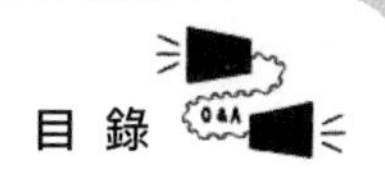
Q&A

第三章　糖尿病飲食治療

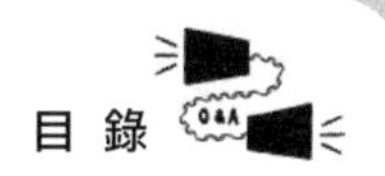
Q&A

第五章　糖尿病的藥物治療

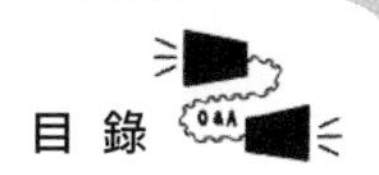
Q&A

Q&A

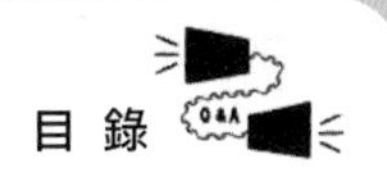

第七章　糖尿病患者的健康教育與心理

附 錄

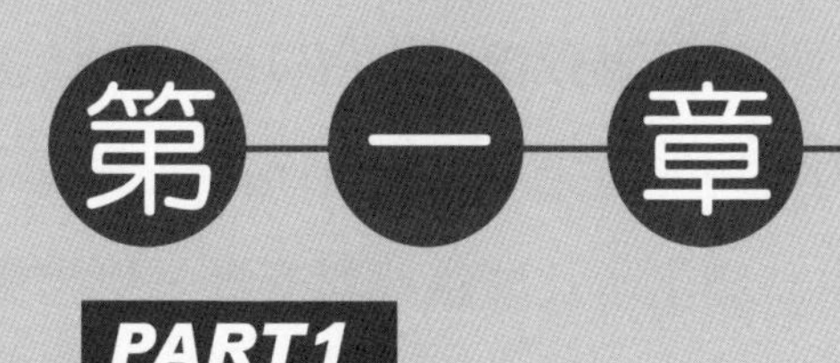

糖尿病基本知識

糖尿病是指由於不同原因引起胰島素分泌缺陷和（或）作用缺陷導致糖、蛋白質、脂肪代謝異常，以慢性高血糖為表徵的疾病。若長期血糖控制不好，可併發眼、腎、神經、心臟、血管等重要器官的慢性併發症。

1. 什麼是糖尿病？

答：糖尿病是指由於不同原因引起胰島素分泌缺陷和（或）作用缺陷導致糖、蛋白質、脂肪代謝異常，以慢性高血糖為表徵的疾病。臨床可表現為多飲、多尿、多食及體重下降的表現，嚴重時發生水及酸鹼代謝紊亂，引起糖尿病急性併發症，如酮症酸中毒、高血糖高滲透壓綜合症等。

若長期血糖控制不好，可併發眼、腎、神經、心臟、血管等重要器官的慢性併發症。目前，糖尿病仍是一個可控制的終生疾病，尚未找到根治方法，但專家指出，只要注意合理的飲食，經常的做運動，加上適當的藥物治療及自我監測的管理，同時保持樂觀的心態等，使糖尿病患者可以保有優質的生活。

2. 什麼是血糖？

答：血糖是指存在於血液循環中的糖分。通常，我們從食物中獲取人體所必需的各類糖，如雙糖、多糖在腸道內經過消化後轉化為單糖被吸入血液稱之為血糖。世界血糖的測定單位有毫克／分升（mg/dl）和毫摩爾／升（mmol/L），它們可以相互轉換。轉換係數是 18，由毫克／分升轉換成毫摩爾／升需除以 18，反之乘以 18。一般台灣使用毫克／分升（mg/dl）為多數。

3. 血糖的正常值是多少？

答： 正常人空腹血糖濃度為 70 ～ 110mg/dl 的範圍內。國外部分地區把空腹血糖調整為 70 ～ 100mg/dl 作為參考值。正常人餐後 2 小時血糖應小於 140mg/dl。

4. 什麼是空腹血糖（FPG）？

答： 空腹血糖是指空腹 8 個小時以上，早晨 6 ～ 8 時取靜脈血測定的血糖值，它反應了無糖負荷時體內基礎血糖的水準。

5. 什麼是餐後 2 小時血糖（2hPG）

答： 是指從吃第一口飯計算時間，在 2 小時時測定，不是 2 小時內，也不是 2 小時以後，反應了糖負荷後機體的耐受情況。提醒需要注意的是不管測何時血糖均為一個時間段的變化，其在 24 小時內會多有變化，因此在血糖不穩定的情況下，要注意監測三餐前三餐後及夜間的血糖變化。

6. 什麼是胰島素？

答：胰島素來源於胰臟。胰臟位於上腹部，在胃的正後方，內有數以萬計的由多個細胞組成的細胞團，這些細胞團星羅棋布，如同「小島」，稱為胰島（正常人有100萬～200萬個胰島），胰島內有一種 β 細胞能產生胰島素，並釋放入血液，胰島素最主要的功能是降低血糖，因而胰島素一旦缺乏或胰島素不能正常發揮作用時，就會發生糖尿病。

7. 胰島素如何降血糖？

答：食物經過胃腸的消化，變成單個的糖分子。糖分子透過腸道吸收進入血液，使血糖升高。人體把糖分子升高的信號傳遞給胰臟的 β 細胞，β 細胞分泌胰島素，釋放到血液中。它一方面能促進血液中的糖分子進入肝、肌肉和脂肪等組織細胞，並在細胞內合成糖元或轉變成其他營養物質貯存起來，並且可減少糖的異生；另一方面又能促進糖氧化分解釋放能量，供機體利用。胰島素就像一把「鑰匙」，在人體內的組織細胞表面有許多專門接受胰島素的小結構，稱為受體，就像一把「鎖」，兩者結合後，糖進入細胞的「大門」便打開了，血液中的葡萄糖便進入細胞內，使血糖維持在一定的水準。

8. 糖尿病會不會遺傳？

答：遺傳因素與環境因素長期共同作用導致的糖尿病的發生，糖尿病有遺傳傾向的，糖尿病患者的兒女患糖尿病的機率，要比非糖尿病患者的兒女患糖尿病的機率高 4 倍甚至更高，且是多基因遺傳。但並不是說糖尿病患者的子女一定會得糖尿病，如果後天有良好的生活方式，還是可能避免糖尿病的發生；因為先天因素再加上許多後天的環境因素的影響，才可能最終導致糖尿病的發生。

9. 哪些情況應定期去醫院體檢，及早發現糖尿病？

答：對於下列情況，應定期到醫院檢查，以便及早發現糖尿病：

（1）不明原因的口乾，容易口渴。

（2）不明原因的消瘦，體重迅速減輕。

（3）疲乏虛弱，工作時不能集中精力。

（4）年齡超過 45 歲，或 40 歲以上有糖尿病家族史。

（5）超重、肥胖（BMI 大於或等於 24kg/ ㎡），男性腰圍≥90cm，女性腰圍大於或等於 85cm，同時患有高血脂、高血壓、冠心病等。

（6）皮膚上易長「癤子」（小硬塊或膿皰）或其他化膿性炎症，或易發尿道感染。

（7）外陰瘙癢或皮膚瘙癢，外塗一般皮膚科藥物無效。

（8）視力減退或看東西模糊不清。

（9）雙腳足趾麻木或刺痛，或經常感到頭暈眼花。

（10）女性年輕時有過多次小產、死胎、巨大嬰兒、羊水過多等生育史。

（11）噁心、嘔吐或腹痛而找不到胃腸道原因。

（12）性欲減退或陽痿、月經失調等。

10. 糖尿病有哪些症狀？

答：糖尿病的症狀主要是糖、蛋白質、脂肪、水、鹽、酸鹼代謝紊亂及血管、神經併發症所造成的結果，主要表現如下。

（1）多尿：血糖升高後，大量的葡萄糖從腎臟排出，引起滲透性利尿而多尿，每日尿量可達 2 ～ 10 公升。

（2）多飲：是因為排尿多，身體需要補充流失的水分。

（3）多食：由於葡萄糖不能被機體充分利用而隨尿排出，機體熱量來源不足，患者常感饑餓，導致多食。

（4）消瘦：由於能量不足，脂肪及蛋白質消耗的結果。

以上症狀被稱為「三多一少」。

（5）皮膚瘙癢：高血糖刺激神經末梢所致，由於尿中有糖，可增加泌尿系統感染的機會，外陰瘙癢更加明顯。患者容易發生癤、癰等皮膚感染。

（6）視力下降：高血糖及眼科（視網膜）併發症所致。

（7）其他：如手足麻木、心慌氣短、腹瀉便祕、尿瀦溜和陽痿等糖尿病慢性併發症的表現。

11. 為何有些糖尿病患者沒有症狀？

答：並不是所有的糖尿病患者都有明顯的症狀，造成這種情況的主要原因如下。

（1）血糖高到一定的指數才出現糖尿病症狀：有專家發現，只有在血糖高於 270mg/dl 時，臨床才出現明顯的「三多一少」等糖尿病症狀，可是診斷糖尿病的血糖標準要遠低於此值。

（2）對高血糖的反應不敏感：特別是老年人可能對高血糖不那麼敏感，血糖值已很高，臨床上還沒有什麼感覺。如有些人腎糖閾升高，雖已是糖尿病患者，但因尿糖不多，卻沒有什麼感覺。

（3）對糖尿病的知識缺乏：有些人對糖尿病的知識一無所知，

雖然已有「三多一少」的症狀卻沒有認識，還認為是「能吃能喝身體好」這些情況很容易造成漏診，以至貽誤病情。

國外研究發現，糖尿病患者在其得到明確診斷之前可能已不知不覺地受了糖尿病多年之害，有些是以糖尿病併發症發生後，才診斷出有糖尿病，這種情況易發生在Ⅱ型糖尿病的患者身上，應值得警惕。

12. 確診糖尿病要做哪些檢查？

答：（1）血糖檢查，包括空腹靜脈血漿血糖和餐後2小時血糖，是診斷糖尿病的依據。

（2）尿糖檢查，僅可作為糖尿病的診斷線索，不能根據尿糖陽性或陰性確診或排除糖尿病。

（3）口服葡萄糖耐量試驗（OGTT）和胰島素釋放試驗及C肽釋放試驗。

（4）糖化血色素（HbA1c）也是糖尿病的診斷依據（美國糖尿病學會ADA將糖化血色素作為診斷標準，其診斷值為≥6.5%為標準）。

13. 什麼是葡萄糖耐量試驗（OGTT）？

答：正常人進食碳水化合物後，在消化道內被轉化為葡萄糖吸收到血液中。飯後 30 ～ 60 分鐘血糖值達到最高峰，但不超過 160mg/dL。這是由於血糖升高刺激胰島素分泌增加，使血糖迅速下降，經過 90 ～ 120 分鐘即接近正常，最高不超過 140mg/dL，這說明人體對葡萄糖有很強的耐受能力，稱之為人體正常糖耐量。臨床上給試驗者口服一定量的葡萄糖，然後測其血糖變化，了解其胰島素的儲備功能，可以幫助糖尿病分型、判斷病情嚴重程度及為治療依據，這就是葡萄糖耐量試驗。

14. 葡萄糖耐量試驗（OGTT）如何進行？

答：在進行口服葡萄糖耐量試驗當天，被試驗者空腹，先抽血測血糖，然後將 75g 葡萄糖粉溶在 300ml 水中 (如用 1 分子結晶水葡萄糖，則為 82.5g)，在 5 分鐘之內將糖水喝完，接著開始計時，在服糖水後 30 分鐘、60 分鐘、120 分鐘、180 分鐘各抽血一次測血糖。

如果不能耐受葡萄糖水或已經確診為糖尿病者需做此項檢查時，可改服含麵粉 100g 的饅頭。

15. 什麼是胰島素釋放試驗？該檢查有何臨床意義？

答：胰島素釋放試驗，是給患者口服葡萄糖後使血糖升高，刺激胰島細胞分泌，透過測定血漿胰島素濃度來判斷胰島細胞的貯存功能，方法同糖耐量試驗，可與 OGTT 同時進行，如已知為糖尿患者則選用饅頭餐代替口服葡萄糖。取血同時進行葡萄糖和胰島素測定。

本試驗對臨床上糖耐量損害的診斷，在糖尿病的分型和治療上是重要依據。正常人空腹胰島素濃度為 5 ～ 25 微單位 /ml，糖刺激後 30 ～ 60 分鐘達高峰，可增加 5 ～ 10 倍，至 3 小時降至空腹水準。

I 型糖尿病：空腹胰島素低於正常值或測不出來，糖刺激後胰島素濃度仍很低，無高峰出現、呈低平曲線，表示胰島功能衰竭或遭到嚴重破壞，需要以胰島素治療。

II 型糖尿病：表現為內生胰島素的多樣性，表現形式可有胰島素缺乏、胰島素釋放延遲，以及高胰島素血症（胰島素抵抗），可根據胰島素的指數來選擇適合的治療模式。

16. 葡萄糖耐量試驗（OGTT）時應注意哪些問題？

答：（1）在預定做葡萄糖耐量試驗時，如果突患急性病如感冒、肺炎、胃腸道疾病，應等病癒之後再做，以免影響結果的判斷。

（2）要停用影響血糖數值的藥物，如皮質激素類藥、女性避孕藥、噻嗪類利尿劑等，至少要停用 3 天，之後再做葡萄糖耐量試驗。

（3）試驗前 3 天要正常進食，每日碳水化合物不要少於 150g，如果試驗前患者有營養不良，或由於各種原因導致沒能正常進食，都會影響試驗結果。

（4）試驗前最少應空腹 8 小時，試驗前不要喝茶、咖啡，口乾可喝白開水。

（5）試驗期間不宜做劇烈運動，同時應避免情緒激動。

17. 什麼是空腹血糖受損（IFG）？

答：空腹血糖受損（IFG）是指空腹血糖值已超過正常水準，介於 109 ～ 124mg/dl 之間，且小於 126mg/dl 但仍未達到診斷為糖尿病的標準。

18. 什麼是糖耐量減低（IGT）？

答：糖耐量減低（IGT）是指在做糖耐量試驗時，空腹和服糖後 2 小時的血糖都沒達到糖尿病診斷指標，但後者血糖值在 140 ～ 200mg/dl 之間。糖耐量損害只能是糖耐量試驗的結果。如果沒做糖耐量試驗，僅僅餐後 2 小時血糖介於 140 ～ 200mg/dl 之間，則不能診斷為糖尿病，處於此階段稱「糖尿病前期」，可用調整生活方式來改善。

19. 什麼是糖化血色素（HbA1c）？

答：糖化血色素是指人體血液中紅血球內的血紅蛋白與葡萄糖結合的產物。葡萄糖和血紅蛋白的結合生成糖化血色素是不可逆反應，並與血糖濃度成正比，隨紅血球凋亡而消失（紅血球的生命期 120 天左右），因為該實驗不受進食及短期生活方式改變的影響，檢查不受時間限制，且結果穩定，所以可反應取血前 2 ～ 3 個月血糖的平均濃度，為臨床治療方案調整的重要依據之一。在治療之初至少每 3 個月檢測 1 次，一旦達到治療目標可每 6 個月檢查 1 次。（HbA1c 的正常值為 4% ～ 6%）

20. 糖尿病的診斷標準是什麼？

答：（1）空腹血糖大於或等於 126mg/dl。空腹狀態定義為持續 8 小時以上無任何熱量攝入，無明確高血糖者，應選擇另一時間重複檢測。

（2）伴高血糖症狀且隨機血糖大於或等於 200mg/dl。隨機血糖定義為末次進食後任意時間點測得的血糖。典型的高血糖症狀包括多尿、多飲和無其他原因的體重下降。

（3）口服葡萄糖耐量試驗（OGTT）後 2 小時血糖大於或等於 200mg/dlL。試驗參照世界衛生組織的標準，以含無水葡萄糖 75g 的葡萄糖粉溶於水後服用，無明確高血糖者，應選擇另一時間重複檢測。

21. 在診斷糖尿病時應注意哪些問題？

答：（1）除非有顯著高血糖伴急性代謝失調或明顯症狀，否則應在另一日重複試驗以確認符合診斷標準。

（2）血糖為靜脈血漿葡萄糖。

（3）隨機是指任何時候，無需考慮與進餐的關係。

（4）空腹指無能量攝入至少 8 小時。

（5）隨機血糖不能用於診斷 IGT 和 IFG。

（6）診斷標準應在非應激狀態（感染、創傷、手術等）下進行。

（7）尿糖測定不能用於診斷。

（8）手指採血結果不能作為糖尿病診斷依據。（僅為參考值）。

22. 糖尿病分哪幾種類型？

答： 按照 1999 年世界衛生組織（WHO）國際糖尿病聯盟（IDF）的規定，根據病因和臨床表現的不同，糖尿病主要分四種類型。

（1）I 型糖尿病：是指胰島 β 細胞破壞，導致胰島素絕對缺乏所引起的糖尿病，多發生在兒童和青少年，但也可發生於各種年齡。如成人遲發性自身免疫糖尿病，也稱為 LADA 型糖尿病，患者起病急劇，容易發生酮症酸中毒，須用胰島素治療才能獲得滿意的療效。

（2）II 型糖尿病：指胰島素抵抗為主，伴胰島素分泌相對不足或伴隨胰島素抵抗所致的糖尿病，多發生於成年人，起病緩慢，不一定用胰島素治療，此類型的患者佔糖尿病總數的 90% 以上。

（3）特殊類型糖尿病：是指原因明確的糖尿病，如胰臟疾病造成的糖尿病，內分泌疾病以及藥物因素所致的糖尿病。

（4）妊娠糖尿病：指妊娠期間發生或新發現的糖尿病，產後常還得重新分類定型。不含妊娠前已患的糖尿病（糖尿病妊娠）。

23. 什麼是胰島素抵抗？

答：胰島素抵抗就是肝臟、骨骼肌、脂肪組織對胰島素作用的敏感性下降，導致血糖升高。血糖升高刺激胰島 β 細胞釋放更多的胰島素，形成血液中檢測出的胰島素指數增高。II 型糖尿病的初始多表現高胰島素血症、胰島素釋放延遲現象（這種情況稱為 β 細胞功能反應遲緩）、糖耐量減退和餐後血糖升高。

24. 糖尿病有哪些危害？

答：糖尿病的危害主要表現在以下幾個方面。

（1）糖尿病本身的症狀會給患者帶來不適，被迫控制飲食和鍛鍊身體，還得吃藥打針，這種狀況綿延無期，其中的痛苦是非糖尿病者難以體會的。

（2）糖尿病的急性併發症，酮症酸中毒、高血糖高滲透壓綜合症、乳酸性中毒可能直接危及患者的生命。

（3）糖尿病的慢性併發症，包括大血管、微血管及神經併發症，可能使人們的健康水準和工作力大大下降，甚至造成殘疾或過早的死亡，生活品質顯著下降。

（4）控制不佳的兒童的生長發育可能受到嚴重的影響。

（5）用於糖尿病治療的費用可能給患者本人及國家健保支出帶來沉重的經濟負擔。

25. 糖尿病的基本治療原則是什麼？

答：（1）糖尿病教育與心理治療：使糖尿病患者了解糖尿病的有關知識，學會自我治療所需的技能，並能以樂觀積極的心態接受正規的治療。

（2）糖尿病飲食治療：是糖尿病治療的一項重要的基本措施，無論病情輕重，無論使用何種藥物治療，均應持續長期飲食控制。

（3）運動治療：也是糖尿病的一項基本治療措施，要求糖尿病患者持續適當的運動鍛鍊，有利於血糖的控制。

（4）糖尿病藥物治療：是指在飲食和運動的基礎上選用合適的降糖藥物，使血糖維持在基本正常的水準，應當根據患者的具體情況進行全面、個體化治療。

（5）糖尿病的自我監測：糖尿病是一種慢性病，應長期進行監測，及時了解病情及早期發現和防治併發症。

以上五個方面的綜合治療，被譽為糖尿病治療的「五駕馬車」。

26. II 型糖尿病的控制目標有哪些？

答： II 型糖尿病的控制目標見表 1-1。

表 1-1

指標	目標值	備註
血糖 (mmol/L)	3.9~7.2	空腹
	小於或等於 10.0	非空腹
HbAlc(%)	小於 7.0	
血壓 (mmHg)	小於 130/80	
HDL-C(mmol/L)	大於 1.0	男性
	大於 1.3	女性
三酸甘油脂 (mmol/L)	小於 1.7	
LDL-C(mmol/L)	小於 2.6	未合併冠心病
	小於 2.07	合併冠心病
BMI(kg/m^2)	小於 24	
尿白蛋白 / 肌酐比值 (mg/mmol)	小於 2.5(22mg/g)	男
	小於 3.5(31mg/g)	女
或：尿白蛋白排泄率	小於 20 μg/min(30mg/d)	
主動有氧活動 (分鐘 / 週)	大於或等於 150	

【注】：a 微血管血糖；1mmHg=0.133kPa；HbAlc 為糖化血紅蛋白；HDL-C 為高密度脂蛋白膽固醇；LDL-C 為低密度脂蛋白膽固醇；BMI 為體重指數。

27. 什麼是糖尿病的一級預防？

答：糖尿病的一級預防是預防糖尿病的發生，採取非藥物或藥物干預措施，透過改變和減少不利的環境和行為因素，全力減少糖尿病的發生。其重點是：對一般人群進行宣傳糖尿病的基本知識，如糖尿病的定義、症狀與體徵，常見的併發症與體徵，提倡健康的生活方式，如合理的飲食、適量的運動、戒菸限酒、心理平衡；在重點人群中開展糖尿病的篩查，一旦發現有糖耐量減低（IGT）或空腹血糖受損（IFG），應及早實行診治ㄌ，以降低糖尿病的發病率。

28. 什麼是糖尿病的二級預防？

答：糖尿病的二級預防是指預防糖尿病的併發症，其目標主要是減少糖尿病併發症的發生，提高生存品質。儘早地發現糖尿病，盡可能的控制和改善患者的高血糖、高血壓、血脂紊亂和肥胖及抽菸等導致併發症的危險因素，儘早進行糖尿病併發症的篩查，做到早發現、早治療。

其重點是：加強對患者併發症的教育，如併發症的種類、危害性、嚴重性及其危險因素和預防措施等；強調「五駕馬車」的重要性；教會患者監測血糖技術、胰島素的使用及有關低血糖防治的問題；強調患者定期進行併發症篩查的重要性。

29. 什麼是糖尿病的三級預防？

答： 糖尿病的三級預防是指減少糖尿病的致殘率和死亡率，提高生存率；防止併發症發展到臨床可見的器官或組織病變；防止由於器官或組織衰竭導致的殘疾。其重點是嚴格控制血糖、血壓、血脂的重要性；加強防治教育；進行有效的治療。

30. 糖尿病急性併發症有哪些？

答： 糖尿病急性併發症包括糖尿病酮症酸中毒、高血糖高滲透壓綜合症、乳酸性酸中毒；嚴重脫水、低鉀、低鈉血症、急性感染和糖尿病治療過程中出現的低血糖症等。

31. 何謂糖尿病酮症酸中毒（DKA）？

答： 糖尿病酮症酸中毒（DKA）是由於人體內的胰島素嚴重不足和升糖激素不適當升高而引起的急性代謝性併發症，表現為血糖異常升高、血酮體升高、二氧化碳結合力下降，尿中出現酮體，出現口渴、多飲、多尿及消瘦等症狀異常加重，並出現全身倦怠、無力，呼吸有爛蘋果味甚至昏迷。

糖尿病酮症酸中毒是一種比較常見的急性併發症，最常見於Ⅰ型糖尿病，部分Ⅱ型糖尿病在各種應激情況下也可出現。如遇有嚴重緊急情況或治療不當時，能直接威脅患者生命。

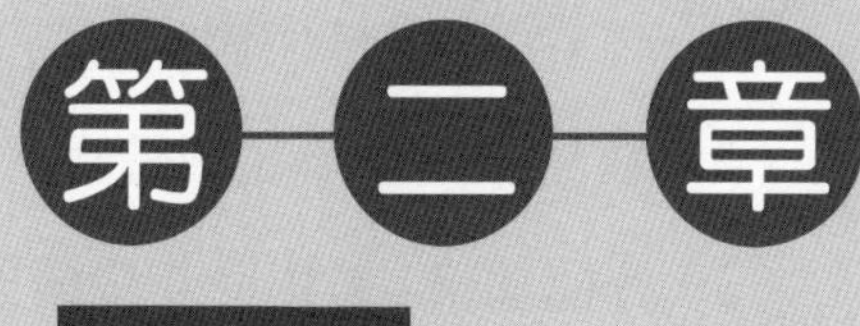

糖尿病急慢性併發症

糖尿病急性併發症包括糖尿病酮症酸中毒、高血糖高滲透壓綜合症、乳酸性酸中毒；嚴重脫水、低鉀、低鈉血症、急性感染和糖尿病治療過程中出現的低血糖症等。

32. 發生糖尿病酮症酸中毒的誘因是什麼？

答：（1）I型糖尿病初發時可以酮症酸中毒的方式發病。

（2）胰島素劑量不足或停用。

（3）各種感染：尤其是II型糖尿病伴急性嚴重感染如敗血症、肺炎、化膿性皮膚感染、胃腸道感染、急性胰臟炎、膽囊膽管炎、腹膜炎等。

（4）腸道疾病：尤其是伴有嚴重嘔吐、腹瀉、厭食、高熱等導致嚴重失水或進食不足時，如果胰島素應用不當易發生。

（5）精神因素：精神創傷，過度激動或勞累。

（6）應激：外傷、手術、麻醉、急性心肌梗塞、心力衰竭、甲亢、腎上腺皮質激素治療等。

（7）妊娠和分娩。

33. 糖尿病酮症酸中毒的臨床表現有哪些？

答：（1）糖尿病症狀加重：如口渴、多飲、多尿、乏力。

（2）意識障礙：早期患者有頭痛、頭暈、萎靡，繼而出現煩躁，嚴重的糖尿病酮症酸中毒患者可發生意識障礙，甚至昏迷。

（3）胃腸道症狀：噁心、嘔吐，不想進食，少數有腹痛。

（4）呼吸改變：呼氣中有爛蘋果味（酮味）。呼吸可變快、變深以排出二氧化碳（Kussmol 呼吸）。重度酸中毒（動脈血 pH 小於 7.0）時，腦組織受抑制並可出現肌無力、呼吸減弱、如呼吸在 30 次／ min 以上，顯示患者有嚴重的酸中毒。

（5）低血壓：出現嚴重脫水，尿量減少、皮膚乾燥無彈性、眼球下陷等，脫水超過體重的 15% 時則出現循環衰竭。發生休克、DIC（彌散性血管內凝血）危及生命和重症發生。

34. 糖尿病酮症酸中毒的治療原則是什麼？

答：（1）補液：必須快速補充足量液體，恢復有效循環血量。原則上先快後慢。當血糖下降到 250mg/dl 時，可改為 5% 葡萄糖加胰島素繼續靜脈滴注，速度減慢。治療過程中必須嚴防血糖下降太快、太低，以免發生腦水腫。對老年患者及心、腎功能障礙者，補液不可太快，宜密切觀察。

（2）小劑量胰島素：是治療酮症酸中毒的關鍵藥物。生理鹽水加小劑量胰島素靜脈滴注，開始以 0.1U/(kg•h)，每 1 ～ 2 小時測定血糖，根據血糖下降情況調整胰島素用量。如血糖下降幅度小於治療前血糖數值的 30%，胰島素的劑量可加倍。

（3）補鉀：在補液中應注意缺鉀情況。酮症酸中毒時患者常失鉀，故一開始即可同時補鉀。一般在 500ml 的液體中加入 10% 氯化鉀 10 ～ 15ml(鉀 1 ～ 1.5g) 靜脈滴注，然後視血鉀濃度和尿量而定，注意「見尿補鉀」。24 小時補氯化鉀總量 6 ～ 10g。如患者腎功能不全，血鉀過高（大於或等於 6.0mmol/L）時或無尿時應暫緩補鉀。補鉀時應嚴密監測血鉀和心電圖。

（4）補鹼：一般不必補鹼。當血 pH 值為 7.0 或伴有高血鉀以及二氧化碳結合力下降時，才應給予鹼性藥物，以碳酸氫鈉溶液為宜。補鹼量不宜過多，速度不宜過快，不可將胰島素置入鹼性溶液內，以免藥效被破壞。補鹼後注意監測動脈血氣。

（5）監測：每 1 ～ 2 小時測血糖 1 次，測定尿酮體，注意電解質和血氣變化，並做肝腎功能、心電圖等檢查，以便及時調整治療方案。

（6）抗生素：感染常是本症的主要誘因，而酸中毒又常併發感染，即使找不到感染處，只要患者體溫升高、白血球增多，即應予以抗生素治療。

（7）其他：注意預防腦水腫以及過量補鹼後發生鹼中毒，對症處理及消除誘因。

35. 糖尿病酮症酸中毒的護理要點是什麼？

答：（1）密切觀察病情變化：定時測量體溫、脈搏、呼吸、血壓，仔細觀察患者神志變化。

（2）迅速建立靜脈通路：立即給予補液、補鉀和胰島素治療。

（3）時刻掌握各項化驗指標：準確記錄24小時液體出入量，準確留取血尿標本，監測各項化驗指標。

（4）糖尿病酮症酸中毒合併上消化道出血的觀察：糖尿病酮症酸中毒合併上消化道出血者極為多見，主要原因是在糖尿病酮症酸中毒的狀態下，胃黏膜應激性潰瘍所致。臨床表現為患者初期僅有腹脹、腹痛、噁心、嘔吐，繼之吐出咖啡樣胃內容物或嘔血、便血。應嚴密觀察，及時發現和醫生共同搶救。

（5）飲食護理：清醒患者可給開放飲食，配合胰島素，維持熱量供給。昏迷者可採用完全胃腸外營養或靜脈加鼻胃管營養。嚴密觀察脫水及改善情況。

（6）做好基礎護理：根據病情做好口、鼻、眼、會陰部護理，保持呼吸道通暢。加強皮膚護理，防止壓瘡及感染的發生。並及時抽血送檢血糖、酮體、電解質及二氧化碳結合力等。

（7）心理護理：給患者和家屬詳細講解疾病的發生和預後，使其對本病有一個正確的認識，樹立戰勝疾病的信心，並積極配合治療。

36. 如何預防糖尿病酮症酸中毒？

答：（1）積極學習糖尿病的基本知識，提高對糖尿病酮症酸中毒的認識。一旦懷疑本病應儘早到醫院就診檢查。

（2）持續合理的應用胰島素和口服降糖藥，不可隨意減量、加量，甚至停藥。

（3）定期監測血糖。糖尿病患者需經常監測血糖，情況允許的患者應自我檢測血糖。在合併應激情況時增加檢測血糖的次數，並將測得的血糖值記錄下來。

（4）在季節變換時，要注意衣物的增減，預防感冒，養成良好的衛生習慣，注意口腔及皮膚的保健，持續運動療法，增強抵抗力，著重飲食治療，切忌暴飲暴食，特別是I型糖尿病由於年齡小，缺少自我約束能力，所以家屬要協助做好飲食控制。

（5）保持良好的情緒。

（6）在糖尿病治療過程中注意合格正規的達標治療。

37. 什麼是高血糖高滲透壓綜合症？

答：高血糖高滲透壓綜合症（HHS）是糖尿病嚴重的急性併發症之一，主要是在體內胰島素相對不足的情況下，出現血糖顯著升高，引起滲透性利尿，使水和電解質大量流失，血漿滲透壓顯著升高（大於 320mOsm/L）而無顯著的酮症酸中毒，常伴有不同程度神經系統表現的臨床綜合症。這種病多見於老年 II 型糖尿病。

【註】：mOsm/L 是滲透壓的單位，每一公升液體所產生的滲透壓。milli[詞頭] 毫，千分之一 osmosis[物理][生理] 滲透，滲透性 mole[化學] 摩爾克分子定義 mOsm/L 表示單位體積混合液體的滲透濃度。同 mOsm/kg•H_2O，表示單位體積的 H_2O(溶劑) 所含溶質的物質的量。mmol/L 表示單位體積混合液體的滲透濃度。

38. 發生高血糖高滲透壓綜合症誘因是什麼？

答：（1）應激：如感染、外傷、手術、心腦血管疾病等。

（2）脫水：如胃腸道疾病所致的嘔吐、腹瀉及大面積燒傷等，導致患者的入量不足或失水過多。

（3）高糖的攝入：服用大量的高糖飲料，血糖不明的情況下輸入大量葡萄糖液，或進行含糖溶液的血液透析或腹膜透析。

（4）藥物：大量服用　噻類利尿劑。

39. 高血糖高滲透壓綜合症的臨床表現有哪些？

答：（1）患者早期起病較隱蔽、緩慢，表現為糖尿病症狀加重，出現口渴、多飲、多尿、無力、頭暈、食欲不振、噁心、嘔吐、腹瀉等，反應遲鈍，表情淡漠。

（2）實驗室檢查，血糖明顯增高，多為 600 ～ 1000mg/dl。血鈉多升高，可達 2500mg/dlL 以上。血漿滲透壓顯著增高是 HHS 的重要特徵和診斷依據，一般在 350mOsm/L 以上。血尿素氮、肌酐和酮體常增高，多為腎前性。血酮正常或略高。

（3）晚期少尿，甚而尿閉，失水極嚴重，體重常明顯下降，皮膚黏膜極度乾燥，少彈性，眼窩塌陷，心率加快、精神萎靡不振，昏睡以至昏迷，常伴有抽搐、麻痺、失語等中樞神經功能障礙的表現，很容易被誤診為腦血管意外而誤治。

40. 高血糖高滲透壓綜合症的治療原則有哪些？

答：（1）監測：監測血糖、電解質以及其他檢查。伴有心功能不全者需監測中心靜脈壓，以作為輸液速度和補液量的依據。

（2）補液：一般表現較酮症酸中毒更嚴重，應立即補液改善脫水狀態。對於血壓偏低，血鈉 150mmol/L 者，用生理鹽水；血鈉 150mmol/L 且無低血壓者，可補 0.45% 氯化鈉溶液。補液速度先快後慢，血糖下降到 250mg/dl 時，可改為 5% 葡萄糖液加胰島素。補液總量一般按體重的 10% ～ 12% 計算。

（3）小劑量胰島素：胰島素的劑量和用法與糖尿病酮症酸中毒相似。血糖不宜降得過低。

（4）其他：補鉀方法同酮症酸中毒。去除誘因，防治感染，防治其他併發症。

【註】：腸液、胰液皆含有相當量的鈉離子。以一位 70 公斤體重的成年男性而言，其體內鈉離子總含量約 150 ～ 166mEq。正常人體血清鈉離子的數值約為 135 ～ 145 mEq/L（310 ～ 340mg/dl），正常血鈉濃度為 130 ～ 150mmol/L，機體可通過口渴索飲和將尿濃縮來防止高鈉發生，當失水過多或攝鹽過多超過機體調節能力時，血鈉增高；血鈉高於 150mmol/L 時，即稱為高鈉血症。高鈉血症時細胞內液容量減少，腦細胞最易受到影響而損害。

41. 高血糖高滲透壓綜合症的護理要點有哪些？

答：（1）生命體徵觀察：本病情危重，多數患者入院時處於昏迷或嗜睡狀態，應密切觀察神志、瞳孔、體溫、脈搏、呼吸、血壓變化，並做好記錄。

（2）尿量和皮膚的觀察：脫水是此病的主要表現，患者由於脫水尿量減少、色深，甚至短期內無尿，皮膚由於乾燥缺乏彈性，因此要準確記錄尿量，為每小時補液量提供可靠依據。

（3）補液速度和補液量的控制：要快速建立雙靜脈通路，一條通路給予小劑量胰島素輸注，另一條通路則快速補液。由於大多為老年患者，靜脈補液速度和量會影響患者的心功能，而嚴重影響預後，因此，應根據患者的年齡、心血管情況、血壓、血糖、電解質、血漿滲透壓、尿量等隨時調整補液速度和補液量。

（4）做好基礎護理，防止併發症的發生：與此同時，還要注意顱內水腫和心臟衰竭的表現，以防腦水腫及心衰的發生。

42. 如何預防高血糖高滲透壓綜合症？

答：（1）積極學習糖尿病的基本知識，提高對高血糖高滲透壓綜合症的認識。一旦懷疑本病應儘早到醫院就診檢查。

（2）定期自我檢測血糖，保持良好的血糖控制狀態。

（3）老年人渴感閾值升高，要確保充足的水分攝入，鼓勵主動飲水。

（4）對有中樞神經系統功能障礙不能主動飲水者，要記錄每日出入量，確保水電解質平衡。

（5）糖尿病患者因其他疾病必須使用脫水治療時，要檢測血糖、血鈉和滲透壓。

（6）糖尿病患者發生嘔吐、腹瀉、燒傷、嚴重感染等疾病時，要確保供給足夠的水分。

（7）鼻胃管進食者常常給予高能量的混合奶以維持能量供應，要計畫好每日水攝入量，每日觀察尿量。

43. 什麼是乳酸中毒？

答：乳酸中毒是體內無氧酵解糖的代謝產物乳酸大量堆積，導致高乳酸血症，進一步出現血 pH 降低、二氧化碳結合力下降，即為乳酸中毒。糖尿病合併乳酸中毒的發生率不高，但病死率很高。

44. 發生乳酸中毒的誘因是什麼？

答：（1）糖尿病合併肝、腎功能不全、慢性心肺功能不全缺氧性疾病。

（2）糖尿病不恰當的服用苯乙雙胍者，尤其是合併上述疾病時。

（3）糖尿病各種急性併發症合併脫水、缺氧時。

45. 乳酸中毒的臨床表現有哪些？

答：乳酸中毒發病較急，但症狀與體徵無特異性、早期症狀不明顯，醫檢多數患者血糖升高，但常在 13.9mmol/L（250mg/dl）以下；血乳酸升高，常超過 5mmol/L，血乳酸 / 丙酮酸比值大於 30（丙酮酸正常值為 0.045 ～ 0.145mmol/L）；血二氧化碳結合力下降（可在 10mmol/L 以下）、pH 值明顯降低；血滲透壓正常，陰離子間隙擴大（超過 18mmol/L）及電解質紊亂。中度及重症則可出現噁心、嘔吐、疲乏、無力、呼吸深大、意識障礙，嚴重者呈深昏迷狀態。大多數有服用雙胍類藥物史。

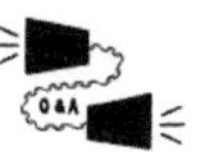

46. 乳酸中毒的治療原則有哪些？

答：（1）去除誘因：由藥物（苯乙雙胍、降糖靈等）引起者立即停用，保持呼吸道通暢，吸氧，積極進行抗感染、抗休克治療。

（2）監測：血糖、電解質、血氣和血乳酸濃度。

（3）補液：補充生理鹽水，血糖無明顯升高者可補充葡萄糖液，並可補充新鮮血液，改善循環。

（4）加強病情觀察：注意生命體徵的變化及各項檢查結果。

（5）改善酸中毒及胰島素的運用：同糖尿病酮症酸中毒。

（6）其他治療：注意補鉀和糾正其他電解質紊亂。療效不明顯者可作腹膜透析以清除乳酸和苯乙雙胍。

47. 乳酸中毒的護理要點有哪些？

答：（1）觀察生命體徵：本病病情危重，多數患者入院時處於昏迷或嗜睡狀態，應密切觀察神志、瞳孔、體溫、脈搏、呼吸、血壓變化，並做記錄。

（2）觀察臨床表現：多伴有口乾、多飲、多尿加重，伴腹痛、呼吸深大、意識障礙等表現，應及時做好搶救工作。

（3）防止意外的發生：對於意識障礙者，要加床檔，防止墜床等意外的發生。

48. 如何預防乳酸中毒的發生？

答：（1）嚴格掌握雙胍類藥物的適應症，對伴有肝、腎功能不全，或伴有慢性缺氧性心肺疾病患者，以及食欲不佳、一般情況差的患者，忌用雙胍類降糖藥。

（2）二甲雙胍引起乳酸性酸中毒的發生率大大低於苯乙雙胍，因此，建議需用雙胍類藥物的患者盡可能選用二甲雙胍。

（3）使用雙胍類藥物患者在遇到急性危重疾病時，應暫停本藥，改用胰島素治療。

（4）長期使用雙胍類藥物者要定期檢查肝、腎功能、心肺功能，如有不適宜用雙胍類藥物的情況時，應及時停用。

（5）盡量避免超負荷運動，控制血糖值在標準範圍。

49. 什麼是低血糖？

答：糖尿病低血糖是指糖尿病患者在降糖治療過程中發生的血糖過低現象，可導致患者不適甚至生命危險，也是血糖達標的主要障礙，應該引起特別注意和重視。對於非糖尿病的患者來說，

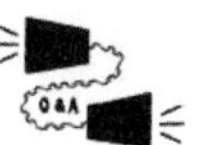

血糖小於 50mg/dl 為低血糖。而接受藥物治療的糖尿病患者只要血糖數值小於或等於 70mg/dl 就屬於低血糖。

50. 臨床上常見的糖尿病低血糖有哪幾類？

答：臨床常見的糖尿病低血糖有以下三類。

（1）嚴重低血糖：需要旁人幫助，常有意識障礙，經治療低血糖後神經系統症狀明顯改善或消失。

（2）症狀性低血糖：血糖小於或等於 70mg/dl，且有低血糖症狀。

（3）無症狀性低血糖：血糖小於或等於 70mg/dl，但無低血糖症狀，此外，部分患者出現低血糖症狀，但沒有檢測（稱可疑症狀性低血糖）也應該及時處理。

51. 誘發低血糖的因素有哪些？

答：（1）胰島素使用不當，胰島素劑量過大或病情好轉時未及時減少胰島素劑量，或注射混合胰島素時長短效胰島素劑量的比例不當，長效胰島素比例過大等，易出現夜間低血糖。

（2）注射胰島素的部位對胰島素的吸收不好，使吸收的胰島素時多時少產生低血糖。

（3）注射胰島素後沒有按時進餐，或因食欲不好未能攝取到正常的飲食量。

（4）臨時性的大運動量，沒有事先減少胰島素劑量或增加食量。

（5）脆性糖尿病患者，病情不穩定者，易出現低血糖。

（6）藥物所致的低血糖，尤其是磺脲類降糖藥，大部分磺脲類降糖藥均從腎臟代謝，腎功能減退的患者用此類藥物時易在體內蓄積，帶來持續長時間 B 細胞效應作用而出現低血糖。

（7）肝功能低下的情況下肝糖原儲備差，在控制血糖達標時也易誘發低血糖。

（8）酒精的攝入，尤其是空腹飲酒，酒精能直接導致低血糖。

52. 低血糖的臨床表現有哪些？

答：（1）交感神經興奮症狀：主要表現為心慌、出汗、饑餓、無力、手抖、視力模糊、面色蒼白等。

（2）中樞神經系統症狀：表現為頭痛、頭暈、定向力下降、口齒不清、精神失常，往往是低血糖時間持久後會發生意識障礙，

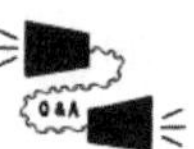

直至昏迷等。

（3）其他：部分患者在多次低血糖發作後會出現無警覺性低血糖，患者無心慌、出汗、視力模糊、饑餓、無力等先兆，直接進入昏迷狀態。持續時間長（一般認為 ≥6 小時），且症狀嚴重的低血糖可導致中樞神經系統損害，甚至不可逆轉。

53. 低血糖的治療措施有哪些？

答：（1）補充葡萄糖：神志清楚者，立即口服約 15 克糖類食物，以葡萄糖為佳，如一杯脫脂奶、半杯果汁、2 ～ 4 片葡萄糖片或 3 ～ 4 塊硬糖等。15 分鐘後測血糖如仍低於 70mg/dl，則再給予以上食物 1 份。如患者病情重，神志不太清楚可給予 50% 葡萄糖液 20ml 靜推，要觀察到患者意識恢復；血糖大於 70mg/dl 後還應適當補充碳水化合物，以免再次發生低血糖。

（2）胰升糖素治療：胰升糖素皮下、肌肉或靜脈注射，由於其作用時間較短，且會再次出現低血糖，因此，在注射後仍要補充葡萄糖或進食。

（3）其他：長效磺脲類藥物（如優降糖、氯磺丙脲等）導致的低血糖症狀往往較持久，給予補充葡萄糖在患者意識恢復後，可能再次陷入昏迷，需連續觀察 3 日，保證患者完全脫離危險期。

54. 如何預防低血糖？

答：（1）積極學習糖尿病的基本知識，提高對低血糖的認識，熟悉低血糖的症狀，以及自我處理緩解低血糖症狀的方法。

（2）患者養成隨身攜帶患者的醫護卡(包括個人資訊、聯繫方式等)和高糖食品的習慣。

（3）胰島素注射時藥劑量準確，嚴格按照操作程序執行。病情較重，無法預料患者餐前胰島素用量時，可以先進餐，然後再注射胰島素，以免患者用胰島素後尚未進食而發生低血糖。

（4）對於胰島素強化治療的患者，要隨時監測血糖，至少4次/day，即空腹+三餐後。如空腹血糖應加測凌晨2點或4點的血糖。血糖控制目標：空腹血糖在（80～110mg/dl），餐後血糖＜（144mg/dl），睡前血糖為（100～140mg/dl），凌晨時血糖不低於（70mg/dl）。

（5）老年患者血糖控制不宜太嚴，一般空腹血糖不超過140mg/dl，餐後血糖不超過200mg/dl即可。

（6）合併感染、厭食、嘔吐、腹瀉等，應積極治療合併症。

（7）對於無症狀性低血糖或出現過嚴重低血糖的患者，應降低血糖控制目標，以嚴格避免至少在近幾週內再次發生低血糖，使其對低血糖的感覺部分恢復，以降低今後發生嚴重低血糖的風險。

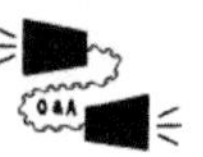

55. 生活中糖尿病患者如何預防低血糖的發生？

答：（1）定期到醫院復查，並遵從醫囑，以預防低血糖，特別是要預防低血糖的反覆發生。

（2）定時、定量使用胰島素或口服降糖藥。

（3）準時進餐。若不能準時進餐，應在進餐前吃點水果、果汁或餅乾等。

（4）不宜空腹運動。運動前要吃些點心，並保持運動量適當、恆定。

（5）外出時，一定要備些餅乾、糖果，出現低血糖先兆時及時食用。

（6）隨身攜帶糖尿病醫護卡，並注明在意識不清時，請將患者立即送往醫院搶救。

（7）戒菸，少量飲酒或不飲酒，禁忌空腹時飲酒。

56. 糖尿病慢性併發症有哪些？

答：（1）糖尿病大血管病變：主要指腦血管、高血壓、心血管和其他大血管，特別是下肢血管病變，是糖尿病最嚴重而危險的併發症。

（2）糖尿病微血管病變：病變主要表現在視網膜、腎、神經、心肌組織。可以發展成糖尿病腎病、糖尿病視網膜病變、糖尿病心肌病。

（3）糖尿病神經病變：以周圍神經病變最常見，通常為對稱性，下肢較上肢嚴重，病情進展緩慢。

（4）糖尿病足：是與下肢遠端神經異常和不同的周圍血管病變相關的足部感染、潰瘍和深層組織的破壞。

57. 什麼是糖尿病腦血管病變？

答：糖尿病腦血管病是指由於長期高血糖狀態引起腦部血管的病變，以頭痛、頭暈、肢體麻木、半身麻痺、失語昏迷等為特徵。糖尿病腦血管病的發生率較高，其中腦中風的發生率是非糖尿病患者的4倍。腦血管分出血性腦血管病（腦出血、蛛網膜下腔出血等）和缺血性腦血管病（短暫性腦缺血發作、腦中風等）。而腦中風是指一組以突然發病的局灶性或瀰漫性腦功能障礙為共同特徵的腦血管疾病。

58. 糖尿病性腦血管病的誘發因素有哪些？

答：（1）動脈粥狀硬化：動脈粥狀硬化是糖尿患者發生腦血管病變的重要病因基礎。由於動脈肌層發生透明變性使血管腔狹窄，血管內皮細胞超微結構損傷，彈性減弱，發生血管病變後難以建立側支循環等特點，其恢復程度較非糖尿病差。

（2）高血糖：高血糖可使顱內無氧代謝增加、乳酸聚集，從而進一步促使急性腦缺血，導致腦中風的發生。

（3）高血壓：高血壓是引起糖尿病性腦血管疾病的最主要也是最常見的危險因素。硬化的血管壁脆弱，容易破裂，一旦血壓驟升，就易發生腦出血。

（4）高血脂症：腦血管病主要發生於II型糖尿病，患者多數伴有高胰島素血症、胰島素過多可促使血脂代謝異常，導致高膽固醇、高三酸甘油脂等均可引起腦動脈硬化，使脂質在腦血管壁內沉積、斑塊形成、血管狹窄、循環障礙，導致腦血管病變的發生。

（5）血流動力改變：主要為血紅蛋白糖基化使紅血球黏附能力增強，變形能力減弱，血小板聚集功能增強等引起抗凝血機制減弱；導致血液高度凝結、血液淤滯、組織缺氧、促使小血管病變和微小血栓形成。

（6）心臟病：動脈硬化為腦血管病與冠心病發生的共同病因

基礎。在冠心病患者中，由於心功能不全，常導致腦血液循環的緩慢，容易發生腦血栓形成、造成腦中風。冠心病是腦中風常見的原因之一。因此，心臟病常常被認為是糖尿病性腦血管病的一個危險因素。

59. 糖尿病性腦血管病的臨床表現有哪些？

答：（1）早期症狀：失語，部分肢體活動無力或障礙，嗜睡，反應遲鈍。在發現有早期症狀時經過及時治療，多數症狀可得以減輕。

（2）首發症狀：多為起床時某一肢體乏力，自主活動受限，肌力下降，多數可在較短時間內緩解。

（3）發生時間：多發生在夜間或早晨 4 時左右。

（4）腦出血多發生在劇烈運動、酗酒、情緒激動後。發病突然，常伴有頭痛等，繼而出現神志不清等。

（5）栓塞型腦中風多發生在較長時間安靜少動腦血流緩慢時，尤其是老年糖尿病患者，起病無明顯誘因，可在睡眠中發生。

（6）腦血管病變發生的部位不同時可出現不同的定位體徵，往往 CT、MRI 有助於診斷。

（7）若多次發生腦血管意外預後差，致死率高。

60. 糖尿病性腦血管病的治療包括哪幾個方面？

答：（1）及早地發現並有效的控制糖尿病，以延緩糖尿病性腦血管病的發生和發展。

（2）逐步緩慢地使用胰島素降低血糖。如果血糖下降過快，有誘發顱內壓升高和低血糖的危險。

（3）有效降低血壓，調整血脂，血壓高和血脂不正常是糖尿病性腦血管疾病重要的誘因之一，必須重視。

（4）服用血管活性藥物和溶栓藥物，降低血液黏稠度。如長期服用小劑量的阿司匹靈等。

（5）一旦發生腦中風的臨床表現時，應立即採取溶栓、維持生命體徵穩定等急症處理措施。

（6）部分患者可使用血管擴張手術、血管支架使用，以改善腦的血液供應。

（7）恢復期注意配合物理及運動功能的康復治療。

61. 如何預防糖尿病性腦血管病的發生？

答：（1）及早診斷和治療糖尿病：確診糖尿病後要嚴格控制血糖、血壓、血脂和體重，以防止動脈粥狀硬化，第一時間發現糖尿病早期微血管病變就應立刻治療。定期進行糖尿病相關併發症的檢查，儘早發現血管病變，從而採取有效的治療措施。

（2）改善不良的生活方式：提倡健康飲食，控制總熱量攝取，少吃油脂，建議多食用植物油，多吃粗糧，多食富含膳食纖維的食品，可延緩食物的吸收速度，防止血糖的升高。低膽固醇和高蛋白質、高維生素含量的食品，並適當運動，控制體重。密切注意避免情緒波動、過度疲勞、用力過猛、用腦不當等誘發因素。此外，糖尿病患者還應該戒菸、戒酒。特別是老年患者要多喝水，尤其是在睡前、夜間解小便後，以及清早起床後。

（3）加強重點對象的監測和預防：糖尿病發生腦血管病主要集中在老年人、抽菸者、肥胖者、以前有過腦血管病的人，以及血壓、血糖、血脂控制不良者。對發生腦血管病機率大者，在加強相應監測的同時，還可用調脂藥、小劑量阿司匹靈等，以及活血化瘀中藥作為預防。

（4）注意預防感染。

（5）重視短暫性腦缺血發作：短暫性腦缺血發作可能造成腔

隙性腦中風，不一定遺留明顯症狀，但往往是腦血管病的先兆，據統計，大約有 50% 的患者以後發展成真正的腦中風，因此糖尿患者不能掉以輕心，應及時予以治療。

（6）防止出現低血糖：因為反覆低血糖或糖代謝低下，可成為腦血管病再次發作的重要原因。

（7）及時就診：糖尿病患者一旦出現腦血管病的症狀，如頭暈、頭痛、眩暈、噁心、麻木、視物模糊、動作僵硬等狀況時，應立即送往醫院就診。

（8）加強對糖尿病患者預防腦血管併發症基本知識的宣傳和教育。

62. 什麼是糖尿病心血管病？

答：糖尿病性心血管疾病是糖尿病引發的微血管和大血管病變，主要包括冠心病、糖尿病性心臟自主神經病變、糖尿病性心肌病等。約 1/3 的糖尿病患者存在高三酸甘油脂、高膽固醇症。有些患者雖無高血脂症，但是可以有脂蛋白和載脂蛋白成分比例失調，因此，糖尿病患者容易併發動脈粥狀硬化。與非糖尿病患者相比，糖尿病患者心血管疾病的發病率高、死亡率高，其中尤以心肌梗塞的死亡率最高。

63. 如何預防糖尿病性心血管病變？

答：造成糖尿病心血管病變的誘因與糖尿病腦血管病變相似，所以糖尿病性心臟病也應以預防為主，主要從以下幾個方面採取措施。

（1）積極控制高血糖：由於糖尿病併發或伴發的心腦血管病是長期高血糖，尤其是餐後高血糖造成的結果，因此最首要的任務是控制好血糖。

（2）控制血糖並非越低越好，血糖過低更易導致心腦細胞的損害，加重病情，一般應掌握在空腹血糖 120mg/dl 以下，餐後兩小時血糖在 180mg/dl 以下即可。同時其波動範圍應低於 72mg/dlL，糖化血色素控制在 7% 以下。

（3）積極控制心腦血管病的危險因素：如高血壓、高血脂症、高黏滯血症、肥胖。血壓控制目標為小於 130/80mmHg，血脂及血黏度亦應控制在正常範圍。

（4）重視各種先兆症狀：如胸悶、憋氣、心慌、出汗、胸痛、發作性頭暈、肢體麻木、性格反常、一側肢體功能障礙等，以上都是心肌梗塞及腦梗塞的先兆症狀，一旦出現應積極進行干預治療。

（5）定期監測各項指標：如血糖、血壓、血脂、體重指數、心電圖、腦血流圖。

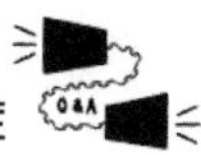

（6）調整生活習慣：忌菸、限酒，調整不合理飲食結構，進行計畫性、合理的飲食，適當限制脂肪及氯化鈉的攝入量，以清淡飲食為主。同時盡量多吃蔬菜，保持排便順暢，以減少心腦血管意外的發生。

（7）積極進行規律合理的運動：規律運動是治療糖尿病，防止心腦血管病的有效方法，運動可有效控制血糖及其危險因素，改善心臟功能，增加心腦腎等重要臟器的供血，有效預防心腦血管病的發生發展。

64. 糖尿病合併高血壓時的症狀？

答：（1）頭暈：頭暈是高血壓常見的症狀。有些是短暫性的，常在突然下蹲或起立時出現，而有些是持續性的。

（2）頭痛：多為持續性鈍痛或跳動性脹痛，甚至有炸裂般劇痛。疼痛部位多在額部兩旁的太陽穴和後腦勺。高血壓引起的頭疼多半出現在後腦部位，並伴有噁心、嘔吐感。若患者經常感到頭痛劇烈，同時又噁心作嘔，糖尿病患者對此症狀更應特別重視。

（3）煩躁、心悸、失眠：高血壓病患者性情多較急躁，遇事敏感，容易激動、心悸、失眠較常見，失眠多為入睡困難或早醒、睡眠不實、惡夢連連、易驚醒。

（4）注意力不集中，記憶力減退：表現為注意力容易分散，近期記憶減退。

（5）耳鳴：高血壓病引起的耳鳴，是腦壓升高所造成的，高血壓病導致的耳鳴像水車來回轉那樣低沉的聲音。由於多數高血壓病沒有自覺症狀，所以患者對此萬萬不能麻痹大意。

（6）肢體麻木：常見手指、足趾麻木或皮膚如蚊行感或項背肌肉緊張、痠痛。部分患者常感手指不靈活。一般經過適當治療後可以好轉，若肢體麻木情況嚴重，持續時間長，而且固定出現於某一肢體，並伴有肢體乏力、抽筋、跳痛時，應及時到醫院就診，預防中風發生。

65. 糖尿病合併高血壓時如何治療？

答：（1）收縮壓 130 ～ 139mmHg 或舒張壓 80 ～ 89mmHg 的患者，可考慮進行生活方式改良，修正時間最長不超過 3 個月，如血壓仍未達標，必須加用藥物治療。

（2）高血壓患者（收縮壓 ≥140mmHg 或舒張壓大於或等於 90mmHg），應使用藥物配合良好生活方式治療。

（3）糖尿病合併高血壓的患者，降壓藥物應包括 ACEI 或 ARB 類中的一種，如果其中一種不能耐受，另一種可作為替代。

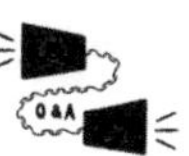

為了將血壓控制達標，有必要使用小劑量噻嗪類利尿劑或小劑量選擇性 β 受體阻滯劑，以及鈣離子結抗劑等。

（4）患者通常需要多種降壓藥聯合治療（兩種以上藥物均達最大劑量）才能達到血壓控制目標。

（5）使用 ACEI、ARB 和利尿劑的患者需密切監測腎功能和血液的鉀濃度。

（6）妊娠婦女兼有糖尿病和高血壓者，血壓控制標準為 110 ～ 129/65 ～ 79mmHg，以確保其長期健康和減少胎兒生長發育受損的發生風險，ACEI 和 ARB 在妊娠期禁用。

66. 如何預防糖尿病性高血壓？

答：（1）控制糖尿病，使血糖在正常或接近正常範圍，以利於體內三大物質代謝。定期測量血壓，有助於早期發現、早期治療高血壓，防止併發症的出現。

（2）限制鈉鹽及脂肪的攝入，高纖維素飲食也是很重要的一個方面。具體就是：①烹調用鹽每日不超過 6g；②食用油 20 ～ 25g/d；③增加新鮮蔬菜攝入：蔬菜 400 ～ 500g/d，水果 100g/d；④肉類 50 ～ 100g/d，魚蝦類 50g/d，蛋類每週 3 ～ 4 個，乳類 250g/d。飲食不宜過飽過快，注意控制適當的進食速度。

（3）控制每日總熱量的攝入，不暴飲暴食，尤其是肥胖型糖尿病患者。生活有規律，飲食宜清淡，少油鹽，吃飯要細嚼慢嚥，多吃蔬菜。

（4）進行有規律的有氧運動，運動強度不宜過大，每週4～5次，每次至少30分鐘，糖尿病患者可根據身體情況選擇慢跑，也可輕鬆愉快地與家人在林蔭道、小河邊、公園散步，對大多數高血壓患者都是適宜的。

（5）戒菸和限酒。過量飲酒可使血糖、血脂、血壓升高，合併肝病或空腹喝酒又容易誘發低血糖，因此每日飲酒以乙醇量計算應小於20g/day，飲酒後血壓明顯升高者應減量甚至戒酒。

67. 糖尿病患者血壓的控制目標應為多少？

答：（1）一般控制目標：小於130/80mmHg。

（2）老年人：小於140/90mmHg。

（3）若24小時尿蛋白大於1g，血壓應小於125/75mmHg。

（4）糖尿病患者應當從血壓大於130/80mmHg開始改進，開始治療後應密切監測血壓控制的情況，以確保控制達標。

68. 糖尿病血脂異常主要表現在哪些方面？

答：（1）三酸甘油脂（TG）升高。

（2）高密度脂蛋白膽固醇（HDL-C）降低。

（3）小而密的極低密度脂蛋白膽固醇（VLDL-C）和／或低密度脂蛋白膽固醇（LDL-C）增高。

69. 糖尿病血脂異常的治療及控制目標有哪些？

答：（1）減少飽和脂肪（如動物油、椰子油和棕櫚油等）、反式脂肪（如油炸食品、人造牛油）和膽固醇的攝取，減輕體重，增加運動量，以改善血脂水準。

（2）具有下述情況的糖尿病患者，不論血脂指數如何，均應考慮加用他汀類藥物：①有明確的冠心病；②雖無冠心病，但年齡在40歲以上，具有除糖尿病外的一種或多種冠心病危險因素者。

（3）無冠心病且年齡小於40歲患者，如果LDL（膽固醇）大於2.6mmol/L（100mg/dl）或者有除糖尿病外的其他多種冠心病危險因素，也應考慮加用他汀類藥物治療。

美國ATP－III指南已將膽固醇治療目標定為2.6mmol/L

（100mg/dl）

（4）無明確冠心病的糖尿病患者，LDL 控制目標為小於 100mg/dl。

（5）有明確冠心病的糖尿病患者，LDL 控制目標為小於 68mg/dl，為達到這一目標可考慮選擇大劑量的他汀類藥物治療。

（6）如果使用最大耐受劑量的他汀類藥物仍不能將血脂控制達標，則可將基線 LDL 指數降低 30% ～ 40% 作為備選目標或聯合其他調脂藥物。

（7）TG 三酸甘油脂降至小於 1.7mmol/L（150mg/dl）；男性 HDL 大於 1.0mmol/L（89.2mg/dl），女性 HDL 大於 1.3mmol/（116mg/dl）為理想標準。以降低 TG 為主的貝特類藥物仍是血脂治療的首選。

（8）如果使用最大耐受劑量的他汀類藥物仍不能將血脂控制達於標準，可考慮聯合其他調脂藥物進行治療。但目前缺乏聯合用藥的安全性以及聯合用藥是否能降低冠脈事件發生的臨床實驗報告。

（9）妊娠期禁用他汀類藥物。

【注】：高密度脂蛋白（High-density lipoprotein，又稱為 HDL）是脂蛋白的一種，是由蛋白質和脂質組成的大分子複合物。
三酸甘油脂 (TG) 一般正常值小於 150mg/dl。如果大於 300

mg/dl 以上，就必須不吃東西 12 小時後復檢才準確。三酸甘油脂高常是吃油膩、肥肉、雞皮、鴨皮、鵝皮、糖尿病控制不佳、好吃豬肉、排骨湯、漢堡、香腸、油炸食物所致。

70. 什麼是糖尿病腎病？

答：糖尿病腎病是由於糖尿病長期血糖增高造成的腎臟損害。狹義的糖尿病腎病特指由於高血糖所導致的、以血管損害為主的腎小球病變。

糖尿病腎病是糖尿病患者最重要的致死病因之一。主要是由多種因素綜合作用所致。包括血糖控制不佳、生理改變、遺傳因素、攝入過量的蛋白質、高血壓、脂肪代謝異常、血小板功能亢進、抽菸等。

71. 糖尿病腎病的主要症狀有哪些？

答：糖尿病性腎臟損傷可能在發生糖尿病的較早階段已存在，但在初期沒有什麼臨床表現，潛伏性強症狀往往要在得病 10 年以後才表現出來，最初是尿蛋白增高，可伴有紅血球及細胞管型。隨著病情的加重，腎功能減退。在後期，尿中的蛋白逐漸增多，每日可流失蛋白質 3 ～ 4g 或更多，出現低蛋白血症，引起浮腫，當腎功能失代償後出現鈉水儲留，患者常伴有高血壓，有時併發心力衰竭。

72. 糖尿病腎病發展過程可分為幾期？

答： 糖尿病腎病發展過程可分為 5 期。

（1）I 期：以腎小球濾過率增高和腎體積增大為特徵。這種初期病變與高血糖發展狀態一致，但是可逆的，經過胰島素治療可以恢復，但不一定能完全恢復正常。

（2）II 期：該期尿白蛋白排出率正常，但腎小球已出現結構改變。這期尿白蛋白排出率（UAE）正常（小於 20 μg/min 或小於 30mg/24h），運動後 UAE 增高，休息後可恢復。這一期腎小球已出現結構改變，腎小球微血管基底膜（GBM）增厚和系膜基質增加。

（3）III 期：又叫早期糖尿病腎病。尿白蛋白排出率為 20 ～ 200 μg/min，或 30 ～ 300mg/24h 為此期特點，患者的血壓輕度升高。

（4）IV 期：臨床糖尿病腎病或顯性糖尿病腎病。這一期的特點是持續出現大量白蛋白尿（每日大於 3.5g），可出現貧血、水腫和高血壓。

（5）V 期：腎功能衰竭（晚期糖尿病腎病期或終末糖尿病腎病期），是糖尿病腎病終末階段。高血壓、水腫、貧血、蛋白尿、低蛋白血症及氮質血症等相繼出現腎功能失代償，以至於靠透析為生。

73. 如何治療糖尿病腎病？

答：（1）改變生活方式：如合理控制體重、糖尿病飲食、戒菸及適當運動等。

（2）低蛋白飲食：臨床糖尿病腎病期時應實施低蛋白飲食治療，腎功能正常的患者飲食蛋白入量為 0.8g/（kg•d）；在 GFR 下降後，飲食蛋白入量為 0.6 ～ 0.8g/（kg•d），蛋白質來源應以優質動物蛋白為主。如蛋白攝入量小於或等於 0.6g/（kg•d），應適當補充複方 α 酮酸製劑。

（3）控制血糖：腎功能不全的患者可以優先選擇從腎排泄較少的降糖藥，嚴重腎功能不全患者應採用胰島素治療，宜選用短效胰島素，以減少低血糖的發生。

（4）控制血壓：大於 18 歲的非妊娠患者血壓應控制在 130/80mmHg 以下。降壓藥首選 ACEI 或 ARB，血壓控制不佳者可加用其他降壓藥物。

（5）糾正血脂紊亂：見血脂異常章節。

（6）控制尿蛋白：自腎病變早期階段(微量白蛋白尿期)，不論有無高血壓，首選腎素-血管緊張素系統（renin-angiotensinsystem，RAS）抑制劑（ACEI或ARB類藥物）減少尿白蛋白。因該類藥物可導致短期GFR下降，在開始使用這些藥物的前1～2週內應檢測血清肌酐和血鉀濃度。不推薦在血肌酐大於3mg/dl的腎病患者應用RAS抑制劑。

（7）透析治療和移植：對糖尿病腎病腎衰竭者需透析或移植治療，並且糖尿病腎病要及早開始透析。一般GFR降至15～20ml/min或血清肌酐水準超過442μmol/L時，就應積極準備透析治療，透析方式包括腹膜透析和血液透析。符合某些條件的糖尿病患者可行腎移植。

74. 什麼是微量白蛋白尿？

答： 微量白蛋白尿是指尿中白蛋白排出量在30～300μg/24h或20～200μg/min。微量白蛋白尿檢測是腎臟損害的最早觀察指標。

75. 為何要監測尿中的白蛋白含量？

答： 糖尿病腎病的發病很隱蔽，早期沒有任何症狀，而早期診斷主要靠尿微量白蛋白的測定，在沒有干預的情況下，微量白蛋白尿的患者在 5 ～ 10 年內有 20% ～ 40% 的患者發展為尿蛋白，Ⅱ型糖尿病一旦出現尿蛋白，其腎臟功能的減退將是不可逆轉的，因此，早期發現尿微量白蛋白對患者尤為重要，應定期檢查尿常規和尿白蛋白排泄率，以及 24 小時尿蛋白定量檢測，尤其是有 5 年以上的糖尿病患者，應每年至少檢測 2 次或 2 次以上。

76. 糖尿病腎病預防措施有哪些？

答：（1）定期檢查：所有的糖尿患者病程超過 5 年以上者，要經常查腎功能、尿蛋白定性、24 小時尿蛋白定量，並注意測量血壓，做眼底檢查。

（2）控制高血糖：空腹血糖小於 110mg/dl，餐後血糖小於 144mg/dlL，糖化血色素 HbA1c ＜ 6.5%。

（3）控制血壓：無腎損害及尿白蛋白患者，血壓控制目標小於 130/80mmHg；尿蛋白大於 1.0g/d 的患者：血壓控制目標為小於 125/75mmHg。

（4）控制血脂紊亂：凡是併發血脂紊亂的糖尿病患者都應進

行調脂治療，將血脂控制達標：

◆ TC 小於 4.5mmol/L（174mg/dl）

◆ LDL-C 小於 2.6mmol/L（100mg/dl）

◆ HDL-C 大於 1.1mmol/L（42.5mg/dl）

◆ TG 小於 1.5mmol/L（132mg/dl）

其中，降低 TC 和 LDL-C 尤為重要。

（5）低鹽低蛋白飲食：適當限制鈉鹽的攝入量，一般為每日小於 6g，每日每千克體重蛋白質 0.6 ～ 0.8g，其中優質蛋白佔 20% 以上，蛋白質的供給應以蛋類、牛奶、魚類、瘦肉等為主。避免攝入高脂膳食。

（6）避免使用腎毒性藥物：如慶大黴素、丁胺卡那黴素等。避免使用碘造影劑。

（7）預防和治療尿道感染：糖尿病患者對感染的低抗力減退，易合併腎盂腎炎，加重腎臟損害且症狀不典型，應注意個人清潔衛生，並應根據細菌培養結果在醫生指導下用藥。

（8）糖尿病腎病的早期篩查：每年監測尿微量白蛋白。

（9）及早治療：如果確定有糖尿病腎病後儘早使用胰島素治療。

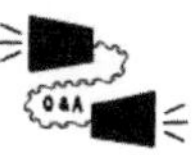

77. 糖尿病患者常見的眼部併發症有哪些？

答：糖尿病眼部併發症是導致糖尿患者失明的主要原因，很多糖尿患者常常由於沒能採取及時有效的治療而導致失明。對任何糖尿病患者來說，都要定期進行眼科檢查，不要僅憑感覺，到有了視力障礙或其他眼部不適了才去就診。

糖尿病眼部併發症常見的有糖尿病性視網膜病變、糖尿病性白內障、糖尿病性青光眼、糖尿病性屈光改變以及糖尿病性視神經改變，其中最常見的是糖尿病性視網膜病變，是糖尿病患者致盲的重要原因。

78. 糖尿病視網膜病變如何分期？

答：糖尿病視網膜病變共分 6 期，前 3 期為非增殖型糖尿病視網膜病變，後 3 期為增殖型糖尿病視網膜病變。

（1）Ⅰ期：眼底出現微血管瘤，是由眼底微血管屈曲盤繞而形成的，這種微血管瘤並不是真正的瘤。

（2）Ⅱ期：在發生微血管瘤的情況之後會出現硬性滲出，這是視網膜水腫後留下的脂肪斑。

（3）Ⅲ期：軟滲出的出現，這是眼底點狀出血留下的瘢痕。

（4）Ⅳ期：增殖型視網膜開始出現，其特點是眼底出現增生血管，這些增生血管十分脆弱，往往會因血糖控制不好或者血壓升高而發生較大量的出血。

（5）Ⅴ期：玻璃體出血，機化物隨之形成。

（6）Ⅵ期：機化物實際上最初就是一些血痂，血痂連著視網膜，血痂收縮時，造成視網膜脫離，導致患者失明。

79. 糖尿病視網膜病如何治療？

答：（1）嚴格控制血糖指數：糖尿病視網膜病變治療的根本方法是控制糖尿病，原則上應當首先並經常將血糖控制到正常或接近正常水準，血糖下降不宜過快，因血糖下降後，視網膜血流量減少，而視網膜血管自動調節能力改善較慢，視網膜缺血加重。除合理應用胰島素等藥物治療外，控制飲食，加強體能鍛鍊同時進行有效的抗氧化治療等也是十分重要的。

（2）高血壓可加重視網膜病變：故應積極控制血壓，並注意防治感染，戒菸酒，降血脂等。

（3）藥物治療：對於早期（單純型）視網膜病變，主要採用抗凝藥物治療，如應用阿司匹靈、潘生丁等，眼底出血時可合用安妥碘或碘化鉀及透明質酸酶治療。

（4）雷射光凝治療；對於進入增殖期視網膜病變的患者，應及時進行雷射光凝治療。利用雷射產生的光束來切斷視網膜局部的缺血區域或直接封閉增生血管。局灶性的雷射光凝療法常用於封閉滲漏的微動脈瘤以減少滲出。雷射光凝治療可減慢視網膜增生血管的形成，有利於防止出血和保存視力。

（5）手術治療：對於增殖型視網膜病變，玻璃體內有大量有機化物時，可酌情採用玻璃體切割術治療，以保留或提高視力。

80. 如何預防糖尿病視網膜病變的發生？

答：（1）控制血糖：盡量保持血糖的正常或接近正常。

（2）控制血脂：可改善全身血液流變速率，對早期病變有一定的好處。

（3）控制血壓：高血壓可加重眼底血管病變，增加眼底出血的可能性。患者必須把血壓控制在 130/85mmHg 以下。

（4）定期查眼底，注意發現視力的變化：糖尿病患者應每年散瞳檢查眼底。 I 型糖尿病從發病 5 年後應每年檢查 1 次，II 型糖尿病也要每年檢查一次。如有眼部異常感覺，及時去找眼科醫生檢查治療。

（5）避免劇烈活動及潛水等運動：有視網膜病變時要避免劇烈活動及潛水等運動，否則容易引起眼底出血，加重視網膜病變。

81. 什麼是糖尿病足？

答：世界衛生組織（WHO）對糖尿病足的定義為：糖尿病患者由於合併神經病變及各種不同程度末梢血管病變而導致下肢感染、潰瘍形成或深部組織的破壞。

糖尿病足是糖尿病患者，尤其是老年糖尿病患者最痛苦的一種慢性併發症。其主要表現為：足部，尤其是腳趾紅腫、深淺不一的潰瘍，多伴有感染，嚴重時局部或全足可產生發黑、壞疽，需要截肢，可致殘，甚至死亡。

82. 糖尿病足如何分級？

答：最常用的分級方法為 Wagner 分級法。

（1）0 級：有發生足潰瘍危險因素的足，目前無潰瘍。

（2）1 級：表面潰瘍，臨床上無感染。

（3）2 級：較深的感染，常合併軟組織炎，無膿腫或骨的感染。

（4）3 級：深度感染，伴有骨組織病變或膿腫。

（5）4 級：局限性壞疽（趾、足跟或前足背）。

（6）5 級：全足壞疽。

83. 發生糖尿病足的危險因素有？

答：（1）病史：以往有過足潰瘍或截肢；獨居的社會狀態；經濟條件差；不能享受醫療保險；赤足行走、視力差、彎腰困難、老年、合併腎病變等。

（2）神經病變：有神經病變的症狀，如下肢的麻木，尤其是夜間的疼痛。

（3）血管狀態：間歇性跛行；靜息疼痛；足背動脈跳動明顯減弱或消失；與體位有關的皮膚呈暗紅色。

（4）皮膚：顏色呈暗紅、發紫；溫度明顯降低；水腫；趾甲異常；胼胝；潰瘍；皮膚乾燥；足趾間皮膚糜爛。

（5）骨／關節：畸形（鷹爪趾、榔頭趾、骨性突起、關節活動障礙）。

（6）鞋／襪：不合適的鞋襪。

84. 糖尿病足的主要表現形式有？

答：糖尿病足的主要表現形式分為二種：

（1）足底潰瘍：這類病變主要是由於周圍神經病變所致。

（2）腳趾壞疽：這類病變主要是由於周圍血管病變所致。

85. 造成糖尿病足的原因是什麼？

答：（1）下肢大血管由於粥狀硬化而阻塞，加上微血管病變，導致雙腳局部血液循環不良。

（2）神經病變導致雙腳對疼痛、冷熱等的感覺減退或喪失，故易受損傷且不易察覺。

（3）高血糖使機體對感染的抵抗力降低，因而足部感染不易癒合。

86. 如何預防糖尿病足的發生？

答：糖尿病足可防可治，預防勝於治療，除了應全面控制血糖、血壓、血脂，戒菸、限酒外，還應從以下幾方面進行護理。

（1）日常足部的護理：用溫水洗腳，水溫不宜太冷或太熱（水溫不超過 37℃），洗前用手或肘試試水溫，若已對溫度不太敏感應請家人代勞。

洗淨後，用乾毛巾輕輕擦乾，尤其是腳趾間，切莫用力以免擦破皮膚。若雙腳過於乾燥，可適量塗潤膚霜，但不要塗在腳趾間。

（2）進行足部的檢查：

①有無皮膚皸裂、水疱、小傷口、雞眼或腳癬等，尤其要注意腳趾之間。

②有無紅腫、皮膚溫度是否過冷或過熱、腳趾間有無變形。

③足部動脈跳動是否正常。

④若無法仔細查看腳底，可用鏡子輔助；若視力欠佳，可由家人代勞。

⑤禁止赤足行走；不要用熱水袋或熱爐暖腳；不能自行處理足部疾患。

（3）選擇合適的鞋襪：

①應選擇鞋底較厚軟的鞋子，最好不穿硬皮鞋或通氣性差的球鞋，切忌穿尖頭鞋或高跟鞋。最好選擇下午或晚上購買鞋子。

②每次穿鞋前，都應仔細檢查鞋內有無雜物，夏天不宜穿涼鞋，更不能穿拖鞋外出，切忌赤腳穿鞋。

③應選擇棉襪，而不應選尼龍襪。

④不穿已破損的襪子，即使修補後也不宜再穿。

⑤天氣冷時可穿較厚的棉襪或毛線襪。

（4）修剪趾甲原則：洗腳後趾甲較軟時修剪趾甲最好，修剪時不要剪得太短，沿趾甲緣平平的修剪趾甲，不要趾甲的邊緣修成圓形，挫圓兩邊腳趾甲。

（5）足部傷口的護理：糖尿病患者學會正確處理小傷口的方法。對於小水疱、小面積擦傷，避免使用碘酒等強烈刺激的消毒劑。也不要使用紫藥水等深色消毒劑；嚴禁使用硬膏、雞眼膏或有腐蝕性藥物接觸傷口，以免發生皮膚潰瘍。若傷口在 2 ～ 3 天內無癒合或者局部皮膚有瘀血、腫脹、發熱儘早就醫。勿自行處理傷口。足底有潰瘍者可以每 1 ～ 3 週復查一次或根據病情隨時復診。

87. 什麼是糖尿病神經病變？

答：糖尿病神經病變是糖尿病在神經系統發生的多種病變的總稱，是糖尿病嚴重的併發症之一，也是糖尿病患者死亡及傷殘的重要原因之一，在糖尿病神經病變的早期，有效的治療可使病情得到良好的控制，而當病情進一步發展至晚期，則很難逆轉。糖尿病神經病變的原因是長期高血糖對神經細胞直接破壞和損傷了神經細胞的供血血管。在糖尿病神經病變中，最常見的是糖尿病自主神經病變和糖尿病周圍神經病變以及運動神經病變。

88. 糖尿病周圍神經病變有哪些臨床表現？

答：（1）感覺減退：四肢有手套、襪套樣麻木感，冷熱不敏感，痛覺遲鈍等，通常下肢較上肢嚴重，兩側肢體可同時或先後發生。

（2）感覺紊亂：有蟻走感，燒灼感、踩棉花感，手腳發冷或發熱、刺痛等，並可出現感覺異常，如麻木、蟻走、蟲爬、發熱、觸電樣感。還有的患者感覺皮膚某處或肢體異常劇痛，似火燒火烤、刀割一樣痛，使患者萬分痛苦，但實際上皮膚完好無損，這也是由於糖尿病的感覺神經病變引起的。

（3）自發性疼痛：氣溫的改變，濕度的高低，衣服的厚薄，這些變化對正常人不成為刺激，但對糖尿病周圍神經病變者可引起自發性疼痛，這種疼痛夜間比白天重。

（4）運動神經受累：可有肌力減退，肌萎縮或癱瘓等。患者出現運動神經病變時，由該神經所支配的肌肉會出現萎縮，運動時肌無力，甚至癱瘓，比如面神經病變時可出現面部麻痺，動眼神經病變可引起眼瞼下垂、複視等。

89. 糖尿病自主神經病變有哪些臨床表現？

答：（1）體位性低血壓：起床或如廁站起時，突然出現頭暈眼花，甚至摔倒。

（2）心臟周圍神經病變：早期可出現心電圖檢查複極波異常；以後出現心率偏快，大於 100 次 / 分，部分出現心律失常。

（3）消化道表現：常出現胃排空遲緩、腹脹、餐後不適、噁心、嘔吐、上腹痛、燒心，稱「糖尿病胃輕癱」；也可表現為便祕，或便祕和腹瀉交替。

（4）排尿異常：尿不盡、排尿無力、膀胱出現殘餘尿直至尿瀦溜，稱「神經原性膀胱」；少數患者可尿失禁。

（5）出汗異常：上半身多汗，吃飯時滿頭大汗；下半身少汗或無汗。

（6）生殖器異常：男性多見陽痿。

（7）缺乏對低血糖的正常反應：正常人低血糖時出現心慌、手抖、出冷汗、頭暈、眼花、饑餓感；植物神經病變時缺乏這些低血糖的預警信號，易引起嚴重的低血糖昏迷。

90. 如何治療糖尿病神經病變？

答：（1）嚴格控制好血糖：可延緩糖尿病周圍神經病變的發展，早期的周圍神經病變僅需控制血糖就可使症狀好轉。最好由醫生決定應用哪些藥物。

如果患者的血糖控制得不好，就要及時更改藥物，或儘早使用胰島素治療。胰島素不但可使血糖下降、代謝紊亂得到矯正，而且也是非常好的神經營養要素，對疼痛性神經病變有良好的治療作用。

（2）在嚴格控制好血糖的基礎上，同時配合藥物來進行治療：

①使用血管擴張劑。

②胃張力下降者，應少量多次進餐，並配合應用胃動力藥物治療，如胃複安、嗎丁　或西沙比利等。

③頑固性腹瀉者，可用次碳酸鉍、複方苯乙派啶、易蒙停等止瀉藥。也可用中藥附子理中丸等藥物。

④膀胱尿瀦溜者，可採用恥骨上按摩，每天 3 ～ 4 次，較重患者可用氨甲醯膽鹼 (烏拉膽鹼)0.25mg 皮下注射，必要時留置導尿 (保留導尿管)。

⑤體位性低血壓者，注意在起床或站立時動作應緩慢，避免猛起身，猛站立。

91. 糖尿病患者為什麼容易發生骨質疏鬆症？

答：（1）鈣缺乏：正常成年人體內約99%的鈣、85%的磷、50%的鎂存在於骨骼中。糖尿病患者由於排尿增加，可引起鈣及鎂由尿中流失過多，骨脫鈣增加，而導致骨質疏鬆症。

（2）胰島素作用不足致骨形成減少：胰島素不但對糖代謝至關重要，而且影響蛋白質的合成。骨骼是以蛋白質（膠原蛋白）為基質，大量鈣沉積於上而成的。糖尿病患者膠原蛋白合成不足，骨基質減少，也加重了骨質疏鬆症。

（3）高血糖對骨組織細胞的損傷。

（4）性激素作用不足：隨著年齡的增加，老年人以及女性絕經以後常常出現骨質疏鬆症，而糖尿病又會使骨質疏鬆症加重或發生時間提前。

（5）糖尿病血管病變。

（6）其他物質代謝對骨組織細胞的損傷。

92. 糖尿病患者如何預防骨質疏鬆症？

答：（1）積極控制血糖來防治糖尿病骨質疏鬆：早期使用胰島素，能改善代謝異常，防止滲透性利尿引起的鈣流失，有效

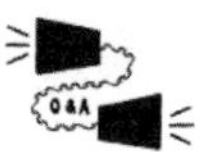

阻止骨量減少，維護骨骼重建。

（2）補充含鈣量高的食物：在控制每日總熱量的基礎上，要求食物多樣化、平衡膳食、均衡營養。可適當補充牛奶、大豆、雞蛋、魚等。注意別同時吃大量菠菜、莧菜等草酸含量高的食物，以免影響人體對鈣的吸收。

（3）保持適量戶外運動：不僅有助於降低血糖，還可促進鈣的吸收與利用，增加並保持骨量。在陽光充足時運動，效果更好。

（4）在醫生指導下服用藥物：糖尿病併發骨質疏鬆的患者，除治療原發病外，可以在醫生指導下服用維生素 D、降鈣素、二磷酸鹽等藥物，以補充鈣質。

93. 糖尿病常見的皮膚病有哪些？

答：（1）皮膚感染：癤、癰、手足癬、股癬、外陰炎和龜頭炎等。

（2）皮膚瘙癢症：在糖尿病患者中十分常見，主要是由高血糖刺激神經末梢所致，外陰部還有尿糖的刺激和局部感染的影響。

（3）糖尿病水疱病：皮膚出現水疱，即類似燙傷的水疱，自覺症狀不明顯，發病前無明顯的誘因，常發生於四肢遠端。水疱小則幾公分，大則 10 公分以上，壁薄，內含透明液體，水疱一般可於 1 ～ 2 週內自行癒合，不留痕跡，但有些患者可反覆發作。水疱局部可用冷敷，一般避免直接將水疱切開，而應先將局部皮膚消毒，再用無菌注射器抽出液體，並以無菌紗布覆蓋。切勿用手將表皮剝脫。注意皮膚清潔衛生，預防局部感染。不能用熱水燙腳和使用熱水袋。個別水疱需切開包紮。為防止感染的擴散，應給予抗生素治療。

（4）脛前色素斑：多見於男性糖尿病患者，發生在小腿前側，開始時可發生皮膚紅斑、水疱、紫癜、糜爛或潰瘍，以後逐漸形成數目不定、形狀不一的褐色斑，不痛不癢，一、二年後可自行消退。

（5）糖尿病性硬化性水腫：多發生在軀幹上部、頸、上背部、肩、額面。皮膚呈水腫性硬化，不留指壓痕，表面顏色淡紅或蒼白。併發本病的多為遺傳性強的成年型糖尿病，或血糖難以控制的糖尿病患者。多易合併微血管病變、小血管病變及高血脂症。在積極控制糖尿病的同時，長期口服維生素 E 有效。

94. 糖尿病患者在日常生活中如何做好皮膚的護理？

答：（1）工作時注意皮膚不要受傷。

（2）要保持個人衛生，經常洗澡，由於糖尿病患者的皮膚本來就乾燥、抵抗力差，應避免長時間的泡澡或使用刺激性強的清洗劑。每次洗澡後的潤膚應使用含有凡士林、矽油、羊毛脂等有較強保濕作用的護膚品，以避免皮膚裡的水分過快蒸發而造成皮膚乾燥瘙癢。

（3）如果發現皮膚局部發紅、腫脹或小的裂口問題，應及時與醫生聯繫，並儘早去醫院外科檢查和治療。

（4）夏季盡量不要頂著大太陽外出，必要時戴帽子，或撐傘。

（5）注意穿著寬鬆的純棉衣物，穿休閒鞋、布鞋或軟皮皮鞋。勤換衣服，勤洗勤消毒毛巾，保持床單乾燥清潔。

（6）注重皮膚的清潔非常重要，每日要洗臉、洗腳、清洗外陰。平時洗臉注意水溫不宜高，毛巾宜柔軟，以減少對皮膚的刺激。可適當應用性質溫和的洗面乳、洗面皂以加強皮膚清潔，但注意不能用力搓臉或擦臉。

95. 糖尿病的胃腸病變有哪些症狀？

答：（1）噁心、嘔吐：常伴隨體重下降和易飽。

（2）吞嚥困難和燒心：為常見的食道症狀，與周圍和自主神經病變相關，使食道收縮的振幅，頻率和類型發生改變，造成食道壓力異常，特別是下食道括約肌壓力下降。胃排空異常的患者中食道逆流症狀很常見。

（3）便祕：是糖尿病胃腸病中最常見的表現，有糖尿病神經病變者60%存在便祕。它通常是間歇性的，可以與腹瀉交替出現。

（4）腹瀉：①繼發於糖尿病的自主神經病變，導致小腸動力異常。②小腸細菌過度生長導致膽鹽的解離，脂肪吸收不良和腹瀉。③胰臟外分泌功能異常。

（5）慢性上腹痛：糖尿病胃腸病變症狀，膽囊結石或由於廣泛性動脈硬化造成的腸缺血可以是糖尿病患者上腹痛的原因。胸神經根病變引起的疼痛呈腰帶樣分布。

96. 什麼是糖尿病胃輕癱？

答： 糖尿病胃輕癱又稱糖尿病胃麻痹，是1958年由Kassander醫師首先明確定義的糖尿病常見的消化道慢性併發症，是繼發於糖尿病的以胃自主神經功能紊亂而引起的胃動力低下導致胃排空遲緩為特點的臨床症候群。臨床常表現為腹脹，甚至餐後上腹部飽脹、噁心、嘔吐等。本病嚴重影響患者的生活品質，並可導致不可預測的血糖波動，使病情惡化。

97. 糖尿病患者為什麼會引起便秘及如何治療？

答：主要原因是由於高血糖使體內缺水，因大腸水分太少而引起便結，大便困難。另一方面是支配大腸的植物神經病變，引起大腸排空減慢而便祕。大多數便祕屬機能性便祕。在排除器質性疾病後，應做到以下幾點：

①養成有規律的正確飲食習慣，多食富含纖維素的蔬菜。

②適當的睡眠、休息和運動。

③環境舒適。

④避免濫用瀉劑。由於糖尿病植物神經病變引起者，可採用新斯的明、番瀉葉、通泰膠囊或便祕舒等進行治療。

⑤必要時做提肛運動鍛鍊，方法如下：收腹，慢慢呼氣，同時集中注意力向上收提肛門，當肺中的空氣盡量呼出後，屏住呼吸並保持收提肛門 2 ～ 3 秒鐘，然後全身放鬆，讓空氣自然進入肺中，靜息 2 ～ 3 秒，再重複上述動作。每日 1 ～ 2 次，每次 30 下或 5 分鐘。有助於腸蠕動活動能力增強。

第三章

PART3

糖尿病的飲食治療

糖尿病患者因為胰島素的分泌出現相對或絕對不足，如果像正常人一樣隨意進食，就會出現血糖增高和尿糖。長期下去，會引起因血糖增高而導致的糖尿病併發症，如神經損害等。

98. 糖尿病患者為什麼要進行飲食控制？

答：糖尿病患者因為胰島素的分泌出現相對或絕對不足，如果像正常人一樣隨意進食，就會出現血糖增高和尿糖。長期下去，會引起因血糖增高而導致的糖尿病併發症，如神經損害等。合理控制飲食，不僅對糖尿病患者，對存在其他代謝異常者（高血脂症、高尿酸症），甚至對正常人也是十分有益的。

有些II型糖尿病患者，如能早期診斷，病情輕微者，僅透過飲食和運動即可取得顯著療效。因此，無論是用胰島素還是口服藥物的糖尿病患者，都必須進行飲食控制。

99. 糖尿病飲食治療的目的是什麼？

答：（1）提供符合糖尿病患者生理需求的能量和營養。

（2）盡量達到並維持理想體重。

（3）減輕胰島負擔，矯正代謝紊亂，使血糖、血脂達到或接近正常值。

（4）預防和治療低血糖、酮症酸中毒等急性併發症。

（5）降低微血管及大血管併發症的危險性。

（6）提高糖尿病患者的生活品質。

100. 糖尿病飲食治療的原則有哪些？

答：（1）計畫性控制總熱量：並不僅僅是對主食的控制，而是包括對副食，特別是肉類、脂肪類等含熱量較高的食品的綜合控制。應根據體重的情況適當減少總能量的攝入，尤其是超重和肥胖者。

（2）平衡膳食，選擇多樣化、適當的安排各種營養成分：按所提供的熱量計算，飲食中碳水化合物所提供的能量應佔總能量的 50% ～ 60%。應做到主食粗細搭配；副食葷素搭配。避免發生五穀雜糧越吃越少，而肉類、脂肪越吃越多的傾向。

（3）少量多餐：對於糖尿病患者來說是一種很好的飲食習慣，可以使血糖維持在基本正常的水準，應做到「一天不少於三餐，一餐不多於二兩」的進食方式，每天主食超過 6 兩者，寧可多吃幾餐，也不要每頓吃太多。

（4）高纖維飲食：這類飲食有利於保持餐後血糖不至於太高，而且具有減重和通便的作用。建議糖尿病患者首先達到為普通人群推薦的飲食纖維每日攝入量，即 14g/kcal。

（5）飲食清淡：「清」是指低脂少油的飲食；「淡」是指不甜不鹹的飲食。

（6）少喝酒，不抽菸。

101. 飲食治療過程中應掌握哪些要點？

答：（1）飲食治療是治療糖尿病的基礎療法，是一切治療方法的前提，適用於各型糖尿病患者。輕型病例以食療為主即可收到良好的療效，中、重型患者，也必須在飲食療法的基礎上，適度運動和接受藥物療法。只有飲食控制得好，口服降糖藥或使用胰島素才能發揮更好的療效，否則，一味依賴所謂新藥、良藥而忽略食療，臨床上很難獲得良好的治療效果。

（2）飲食療法應根據病情隨時調整、靈活運用。消瘦患者可適當放寬，確保總熱量攝取。肥胖患者必須嚴格控制飲食，以低熱量、低脂肪飲食為主，減輕體重。對於用胰島素治療者，應注意酌情在上午 9 ～ 10 點、下午 3 ～ 4 點或睡前加餐，防止發生低血糖。體力勞動或活動多時也應注意適當增加主食或加餐。

（3）飲食療法應科學合理，不可太過與不及。既不能主觀隨意，也不能限制過嚴，一點碳水化合物都不敢吃，反而會加重病情甚至出現飢餓性酮症。應根據自己的病情、體重、身高、活動強度，嚴格地進行計算，在控制總熱量的前提下計畫性的安排好飲食，達到既滿足人體生理需求，又能控制總熱量的目的。

（4）計畫性的安排好主食與副食，不可只注意主食而輕視副食。雖然主食是碳水化合物的主要來源，應予以控制，但是副食中的蛋白質、脂肪進入體內後，仍舊有一部分可異生成糖，成為血糖的來源。這類副食過多，也可使體重增加、對病情不利，因此，除了合理控制主食外，副食也應適度搭配，否則仍舊不能得到預期治療效果。

102. 如何計算標準體重？

答：（1）標準體重（kg）= 身高（cm）－ 105。在此值正負 10% 以內，均屬正常範圍，低於此值 20% 為消瘦，超過 20% 為肥胖。

（2）目前國際上多用體重指數（BMI）來評估患者的體重是否合理，以鑑別患者屬於肥胖、消瘦或正常。

（3）我國成年人體重指數：18.5 ～ 24 為正常；少於 18.5 為體重過輕；超過 28 為肥胖。

103. 如何計算體重指數？

答：體重指數的計算方法：

BMI= 體重（kg）÷〔身高（m）〕^{2}

104. 如何計算糖尿病患者每日總熱量和三大營養物質比例？

答： 總熱量＝理想體重 × 每日每千克體重所需要的熱量（kcal）。詳細計算方法見表 3-1。

表 3-1

體型	活動強度			
	臥床	輕體力	中體力	重體力
消瘦	20~25	35	40	40~45
正常	15~20	30	35	40
肥胖	15	20~25	30	35

以王女士為例：身高 165cm，體重 55kg，職業會計
先算王女士的理想體重＝ 165 － 105 ＝ 60kg
王女士的理想體重為 60kg，屬於正常輕體力工作者，每日所需要的總熱量為 1800kcal。即 60kg×30kcal/kg/d=1800kcal/d。

（2）三大營養物質及酒精所提拱的熱量如表 3-2。

表 3-2

1g 碳水化合物相當於 4kcal	1g 蛋白質相當於 4kcal
1g 脂肪相當於 9kcal	1g 酒精相當於 7kcal

計算出總熱量換算為三大營養物質：

碳水化合物佔總熱量的 50% ～ 60%；即 1800×（50% ～ 60%）=900 ～ 1080kcal

蛋白質佔總熱量 15% ～ 20%；即 1800×（15% ～ 20%）=270 ～ 360kcal

脂肪佔總熱量 30%；即 1800×30%=540kcal

（3）將以上三大營養素的熱量換算成以克為單位的量：即王女士每日需要攝入量如下。

碳水化合物：（900 ～ 1080）÷4=225 ～ 270g
蛋白質：（270 ～ 360）÷4=68 ～ 90g
脂肪：540÷9=60g

105. 如何教會糖尿病患者使用食物交換法？

答：為了使糖尿病患者的飲食多樣化，可教會患者使用食物交換法，即將食物按照來源、性質分類，同一食物在一定重量內所含的糖類、蛋白質、脂肪及熱量相似。

這樣在同類食物中，患者可根據自已的喜好進行互換。在不超出總熱量的前提下，糖尿病病人可以和正常人一樣選食，使膳食不再單調枯燥，從而在飲食上提高生活品質。具體見表 3-3。

表 3-3

一個交換份	熱量（kcal）	蛋白質（g）	脂肪（g）	碳水化合物（g）
穀類	90	2	0.5	20
肉、蛋類	90	9	6	---
奶類	90	5	5	6
大豆類	90	9	4	4
蔬菜類	90	5	---	7
油脂類	90	---	10	---
水果類	90	1	---	21

食品交換表中含 90kcal 能量的食品重量稱為 1 個單位。

（1）穀薯類製品相互交換份（表 3-4）。

表 3-4

白米 25g	燕麥片 25g	綠豆 （25g）
麵粉 25g	麵條 25g	鮮玉米 200g（中）
玉米麵 25g	蘇打餅乾 25g（4 塊）	涼粉 400g
小米 25g	饅頭（35g）	馬鈴薯 100g
高粱米 25g	雜糧饅頭 （35g）	乾粉皮 125g
荸薺（去皮）150g	山藥（去皮）150g	

（2）肉蛋類相互交換份（表 3-5）。

表 3-5

瘦豬肉 50g	雞蛋 60g	草魚 80g	熟火腿 20g
瘦牛肉 50g	雞肉 50g	帶魚 80g	香腸 20g
瘦羊肉 50g	鴨肉 50g	鯉魚 80g	肉鬆 20g
肥瘦豬肉 50g	甲魚 80g	蝦 75g	

（3）奶類相互交換份（表 3-6）。

表 3-6

牛奶 160g	脫脂奶粉 25g	羊奶 160g
奶粉 20g	無糖優酪乳 130g	

（4）大豆類製品相互交換份（表 3-7）

表 3-7

豆腐絲 50g	豆腐皮 20g
豆腐干 50g	豆漿 400g

（5）蔬菜類相互交換份（表 3-8）

表 3-8

大白菜 500g	絲瓜 500g	空心菜 500g	蒜苗 250g
高麗菜 500g	番茄 500g	水發海帶 500g	豇豆 250g
油菜 500g	茄子 500g	白蘿蔔 400g	胡蘿蔔 250g
菠菜 500g	蘑菇 500g	青椒 400g	藕 150g
韭菜 500g	芥藍 500g	茭白筍 400g	豆薯（涼薯）150g
茴香 500g	冬瓜 500g	冬筍 400g	百合 150g
芹菜 500g	綠豆芽 500g	南瓜 350g	毛豆 75g
黃瓜 500g	莧菜 500g	白花菜 350g	豌豆 75g
苦瓜 500g	木耳 500g	扁豆 250g	
夏南瓜（美國南瓜）500g	萵筍（A 菜菜心）500g	洋蔥 250g	

（6）油脂、堅果類相互交換份（表 3-9）

表 3-9

花生油 10g	玉米油 10g	奶油 10g	葵花籽 25g
香油 10g	豬油 10g	核桃 15g	瓜籽 25g
菜籽油 10g	牛油 10g	杏仁 15g	
豆油 10g	羊油 10g	花生 15g	

（6）水果類相互交換份（表 3-10）

表 3-10

梨 200g	柳丁 200g	杏 200g	香蕉 150g
桃 200g	柚子 200g	葡萄 200g	荔枝 150g
蘋果 200g	奇異果 200g	鳳梨 200g	草莓 300g
橘子 200g	李子 200g	柿子 150g	西瓜 500g

106. 如何掌握食品交換的一些原則？

答：（1）同一表中的食品 1 單位所含的主要營養素大致相同，所以可以按相同單位數相互交換。例如，1 單位（25g）米可交換 1 單位的玉米麵 35g；50g（1 兩）米可以和 50g（1 兩）麵粉互換；50g（1 兩）瘦豬肉也可以和 100g（2 兩）豆腐互換。

（2）不同類食品當營養素結構相似時，也可以互換。例如 25g（半兩）燕麥片可以和 200g（4 兩）橘子互換，它們所含熱量、碳水化合物基本相近。

（3）不同表中的食品，由於所含的營養素的種類和數量差別較大，不能相互交換。例如，表中穀薯類中的 1 單位米不能同表（魚、肉、蛋類）中和 1 單位（50g）瘦豬肉交換。

107. 食品交換份有怎樣的特點？

答：（1）只要每日膳食包括四大類食品，就可以構成平衡膳食，使患者的飲食易於達到營養均衡。

（2）因為每份食物所含熱能均約為 90kcal，便於快速估算每日攝取多少能量。

（3）根據食物交換份的熱量值，對主食和副食同時進行控制，這樣，患者就可以對自己每日攝入的總能量完全掌握，便於控制總能量。

（4）患者還可以根據自己的口味和喜好，在同類食品中任意選擇，使食品多樣化，避免選食單調，讓進餐成為一種享受，而不是一種負擔。

（5）有了食品交換份，患者就可以掌握很多的飲食營養治療的知識，根據自己的病情，在原則範圍內靈活運用。

108. 糖尿病患者應該限制飲水嗎？

答：水對於糖尿病患者來說是至關重要的。糖尿病患者不要怕多排尿而限制飲水，特別是老年患者是極為重要又容易被忽視的問題，缺水會加重病情，甚至會引發高滲性昏迷。

每天飲水 1200 ～ 2000CC（6 ～ 8 杯），飲水應少量多次，每次 200CC 左右（1 杯）。不要等到口渴時再喝水。當然，有腎功能衰竭或心功能不全的患者，要限制飲水。最好晨起一杯水＋睡前一杯水：晨起飲水的目的是補充前一天流失的水分，並稀釋血液，降低血糖和血黏稠度。睡前飲用一杯 200CC 左右的溫水，不僅可以補充夜間對水分的需要，而且可以降低血黏稠度，維持血流通暢，防止血栓形成。

109. 糖尿病人能喝酒嗎？

答：飲酒對於糖尿病患者來說是弊多利少。原則上以不飲酒為宜，因為酒精除增加能量外，不含其他營養素，長期飲酒引起高三酸甘油脂症，還會引起酒精性肝硬化、影響肝糖原儲備，胰臟炎及多臟器損害。

對於糖尿病病人來說，飲酒進入人體後有興奮作用，可導致體內抵抗胰島素的激素分泌增加，抵抗了胰島素的作用，從而間接地使血糖難以控制。飲酒的危害性還在於打擾和干擾飲食控制的計畫。如果某些場合無法推託，必須注意以下幾點。

（1）酒精也是含有能量值的，其卡路里的含量僅次於脂肪的能量。如果您正在嚴格的控制體重，應把其能量計算在內。大約一罐啤酒或一小杯紅酒或半兩二鍋頭，都相當於半兩主食的能量，所以飲酒時應減少主食量，不要喝烈酒，如高度的白酒。

（2）切忌空腹飲酒，特別是應在使用胰島素或磺脲類藥物時，一定要先吃食物，因為空腹飲酒會出現低血糖，飲酒前吃一些碳水化合物食物，如饅頭、麵包等。

（3）喝葡萄酒或其他酒時，不能因為喝酒而增加副食，比如平時吃 100g 肉，喝酒後食欲增加了，一下子吃 250g 肉，這樣就會攝入過多熱量。

110. 糖尿病病人能抽菸嗎？

答：對於糖尿病病人來說抽菸百害無益，主要有以下幾點：

（1）菸鹼會刺激腎上腺素分泌，而腎上腺素是一種興奮交感神經並升高血糖的激素，可造成心跳過速、血壓升高、血糖波動，對病人十分不利。

（2）抽菸會造成血管進一步的收縮，非常容易造成大大小小的血栓阻塞血管，導致阻塞性血管病變。阻塞了腦血管就是腦梗塞，阻塞了心臟血管就會心絞痛或心肌梗塞，阻塞了下肢血管就是下肢缺血甚至壞疽、截肢，阻塞了腎臟或眼底血管，也會加重糖尿病腎病或者嚴重影響視力；所以糖尿病病人絕對不能抽菸。

111. 糖尿病人可以吃水果嗎？

答：（1）當空腹血糖控制在126mg/dl以下，餐後2小時血糖小於180mg/dl，糖化血色素小於7.0%，且血糖沒有較大波動時，應可以選擇水果。

（2）水果中含有大量的天然維生素和膳食纖維素，它們是糖尿病人日常生活中必不可少的營養元素。當病情控制不佳者暫不食用，所以應該選擇吃一些含糖量比較低、維生素和膳食纖維素比較高的水果，如生黃瓜和生番茄。它們既能提供必需的維生素、膳食纖維素，又不致使血糖快速升高。

112. 糖尿病人應該在何時、吃何種水果較合適？

答：（1）國際上按照食品在進入人體30分鐘後造成血糖升

高的程度把它們分為3類，用血糖生成指數（GI）表示，GI小於55為低糖生成指數食品，GI在55～70為中等血糖生成指數食品，GI大於70為高血糖生成指數食品。

（2）糖尿病人應該選擇GI小於55的水果，比如櫻桃、柚子、番茄、鮮桃、橘子等。這其中以柚子為最佳。吃水果的時間最好選擇在餐前半小時或兩餐之間，以餐前半小時更好，因為這個時間體內血糖濃度比較低，病人在這個時間吃水果既能滿足病人的需要，又不致引起血糖過高。

（3）進食水果要減少主食的攝入量，少食25g的主食，可換蘋果、橘子、桃子150g，梨100g、西瓜500g等。葡萄乾、桂圓、棗、板栗等含糖量較高，應當少食用。

113. 糖尿病合併高血脂症飲食如何安排？

答：血脂的來源，血液中的膽固醇和三酸甘油脂一部分由肝臟合成，一部分由食物中攝入。膽固醇的濃度和飲食中的脂肪量、膽固醇量有關，三酸甘油脂的濃度和食物中的脂肪總量及食入的糖量有關。三酸甘油脂過多危害也很大，可使血液黏稠，增強血液的凝固性，降低組織和細胞對氧的利用率，使血液中的有形成分及血細胞堆積，形成血栓，同時還會損傷血管的結構。糖尿病患者要降低血脂，首先要控制總熱量的攝入；其次，一日三餐要遵守平衡膳食原則，控制體重，防止肥胖；同時，還要戒菸、戒酒。

可降低血脂的食品如下 6 類。

①**糧食類**：全麥粉、燕麥、糙米、蕎麥、玉米麵、高粱米。

②**豆類**：四季豆、毛豆、黃豆、紅豆、豌豆、白扁豆。

③**水產類**：帶魚、黃花魚、鯽魚。

④**蔬菜類**：韭菜、芹菜、油菜、菠菜、大蒜、茼蒿、胡蘿蔔、萵筍葉、茄子、生菜、苦瓜、番茄、木耳、莧菜、空心菜。

⑤**菌藻類**：海帶、木耳、蘑菇、海藻、紫菜。

⑥**調味料和植物油**：醋、花椒、玉米油、茶油和豆油。

114. 糖尿病合併高血壓飲食如何安排？

答：（1）控制總熱量下的均衡膳食：限制脂肪的攝入，每日烹調油限制在 20g 以內。少吃油炸食品和炒菜，多吃蒸、煮、拌的菜。

（2）適量的蛋白質攝入：蛋白質代謝產生的有害物質可引起血壓波動，應適量限制動物蛋白質的攝入。限制肉類食品：一般每天 100g 瘦肉，瘦肉中含脂肪 10%左右，目前提倡飽和脂肪酸：單不飽和脂肪酸：多不飽和脂肪酸為 1 ： 1 ： 1，同時限制膽固醇 (每日 300mg 以下)。禁食含膽固醇高的食物。

（3）清淡低鹽：食鹽的攝入量限制在每日 5g（相當於一啤酒瓶蓋），包括醬油在內，6CC 醬油含鹽 1 克。

（4）增加鈣的攝入：補充鈣可以改善骨質疏鬆症狀，研究證明鈣對於降低血壓有幫助。

（5）少量飲酒：有報導，每日飲少量的酒，如葡萄酒，可起活血化瘀作用，並可以提高高密度脂蛋白比例，對防治動脈粥狀硬化有一定好處，但飲酒過多害處也同樣很多，如出現高三酸甘油脂血症、肝硬化等。因此，最好不飲，如飲可飲少量低度酒 (如每日飲 50CC 葡萄酒)。

（6）不吃零食：特別是含脂肪高的瓜子、花生、核桃等。

（7）增加含鉀食物：如未合併腎病，經常食用一些含鉀高的食物對防治高血壓有益，如蘑菇、莧菜、油菜、菠菜、小白菜、番茄、捲心菜、冬瓜、苦瓜等。

（8）總原則可概括為「八少八多」：副食少葷多素；肉類少肉多魚；主食少細多粗；少油炸多蒸煮；口味少鹽多醋；飲品少酒多茶；飲食少量多餐；生活少吃多動。

115. 糖尿病合併痛風飲食如何安排？

答：（1）限制含嘌呤（普林）高的飲食的攝入，如動物的內臟、各種肉湯、蔬菜中的菇類、海鮮、魚類、乾豆類等。

（2）多飲水，每天 2500 ～ 3000CC，以使尿量達到 2000CC 為宜，可增加尿酸排出。

（3）禁止飲酒，酒精能造成體內乳酸堆積，乳酸可對尿酸排泄產生競爭性抑制作用，使血尿酸增高，酒精還可促進嘌呤合成，如在飲酒時同時攝入高蛋白、高脂肪、高嘌呤飲食，能誘發痛風病的急性發作。

（4）多吃含維生素高的食物，適當補充 B 群維生素及維生素 C，因為維生素 B 和 C 可促使淤積在組織中的尿酸鹽溶解而排出體外。

116. 糖尿病合併腎病飲食如何安排？

答：（1）限制每日攝入的總熱量，但必須足以維持正常的生理活動。

（2）嚴格限制碳水化合物的攝入，以有效控制血糖。

（3）嚴格限制蛋白質的攝入，如腎功能正常者蛋白質的攝入量為每日每千克體重 0.8g；已有腎功能障礙者，應控制蛋白質的攝入量為每日每千克體重 0.6g，提高優質蛋白質的比例，以減輕含氮廢物的堆積。

（4）每日規律進食，少食多餐，與運動、藥物治療密切配合，全日提供優質蛋白質食品應盡量均勻分配，既能減輕腎臟負擔，又可確保身體更好的吸收利用。

（5）食用低鹽低脂飲食。

（6）膳食中無機鹽的供給要隨病情的變化而及時調整。

（7）補充鈣劑，每天補充 1000 ～ 1200mg 鈣，同時限制磷的攝入。

（8）適當的限制飲水和食物中的水分。

117. 糖尿病合併胃輕癱飲食如何安排？

答：胃輕癱患者由於胃排空延緩，不能將食物和藥物從胃內以正常速度排出，從而引起血糖不穩定，因此應嚴格限制單糖和雙糖，如蔗糖、蜜糖及各種糖果的攝入。飲食應注意以下幾點。

（1）食物成分的調整：糖尿病胃輕癱患者，消化運動減弱，胃排空已延長，故需降低食物中不消化纖維的含量，一些含豐富纖維素的蔬菜（如芹菜、白菜和馬鈴薯等），雖有降低餐後血糖作用，但是易有胃腸道反應，因此糖尿病胃輕癱患者不能多吃。

（2）食物狀態的調整：胃輕癱時，固體食物排空受阻較液體食物更明顯，因此，膳食搭配時最好將固態食物勻漿化，或多進食流質食物，必要時甚至完全依靠流質食物，這樣有助於改善胃腸道症狀與控制血糖。纖維可以延緩胃的排空，尤其是果膠，應少吃。另外，橘子、柿子、椰子、咖啡豆、無花果、酸菜、豆芽菜等也應少吃。

（3）進餐次數的調整：胃輕癱時以少食多餐為佳，每日 3 大餐分為 6 ～ 7 小餐，分別在早晨、中午、下午、臨睡前進餐，餐間安排 2 ～ 3 次點心，以減少餐後高血糖，同時避免餐前饑餓感。

（4）嚴格限制脂肪的攝入：多食用含不飽和脂肪酸的植物油，如豆油、花生油、玉米油等，每日攝入約 25g。

（5）注意蛋白質與膽固醇的攝入量：蛋白質的攝入以動物性蛋白質為主，至少超過 1/3；膽固醇每日攝入量小於 300mg（約等於 1 個蛋黃的膽固醇含量），盡量少用肝、腎、蛋黃等膽固醇含量高的食物，並提供足夠的維生素 A、C 以及新鮮蔬菜。

（6）進食的溫度要注意把握：不能過熱會損傷胃黏膜，進食的溫度過低會影響胃壁循環。

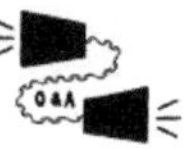

118. 糖尿病合併肺結核的飲食如何安排？

答：肺結核是一種慢性消耗性疾病，其飲食治療原則是充足的熱量，保證蛋白質、維生素、無機鹽，特別是鈣元素的供給。肺結核的飲食治療原則除熱量較高以外，其他並無太大區別。因此，糖尿病合併肺結核的患者，應該適當提高熱量的攝入，但應在醫生指導下採取正確血糖控制措施並密切監測血糖變化，使血糖達到標準。飲食安排應注意以下幾點。

（1）熱量：對從事輕體力工作者，可按每日每千克體重 30 ～ 32kcal（正常或消瘦體型按 35kcal）供給。

（2）蛋白質：如無腎臟疾病，蛋白質攝入量可以比一般糖尿病患者略高。其產熱量佔總熱量的 15% ～ 20%，按每日每千克體重 1.2 克蛋白質計算，並且優質蛋白質要佔 50% 以上。一般糖尿病患者每天攝入肉、蛋、魚 150g 左右，在合併肺結核時可增加 50 ～ 100 克動物蛋白。

（3）鈣、鐵：每天最好能喝 2 杯以上的牛奶（250CC/ 杯），也可攝入一些鈣元素補充劑。另外注意鐵的補充，每週可攝入一些動物肝臟或鐵劑。

（4）維生素：注意維生素 A、D、B_6 的供給，多吃新鮮綠葉菜，血糖控制好的可以補充一些水果。

（5）少吃刺激性辛辣食品：禁止飲酒，由於糖尿病合併肺結核者飲食的熱量高於普通糖尿病患者，可以採用一日 5 ～ 6 餐的辦法，多餐制可以兼顧兩種疾病的飲食治療。其他方面和糖尿病飲食治療原則一樣。

119. 糖尿病合併肝臟疾病的飲食如何安排？

答：如患者在患慢性肝炎或其他肝臟疾病的同時還患有糖尿病，此時飲食治療就更加重要，但仍要堅持糖尿病飲食治療的原則。

（1）選用高品質的優質蛋白質，同時注意限制油脂。選用適量的雞、魚、瘦肉、禽蛋、豆製品作為蛋白質來源。

（2）確保攝入充足的複合碳水化合物。

（3）選用新鮮蔬菜和低熱量水果，增加水分，促進膽汁的稀釋和排泄，加速廢物排泄。

（4）不食強烈刺激性食品及調味料，不食過酸、辛辣及怪味食物；不吃黴變或含較多防腐劑、色素的食品。

（5）絕對禁止飲酒（包括藥酒）。

（6）選用易消化、吸收的食物，少量多餐。

（7）發生肝硬化時，食物要注意細、軟，避免含纖維高的堅硬粗糙的食物，以免因進食引起食道胃底靜脈破裂出血。可選擇牛奶、麵條、麵片粥、餛飩、饅頭、發糕等；蔬菜可切成菜泥；肉類要炒得軟嫩些，以肉末為佳。

（8）如果發生了肝腹水，需要更加嚴格地限制鈉(食鹽)的攝入。

（9）發生肝性腦病、肝昏迷時要嚴格限制動物性蛋白質攝入，用適量豆製品提供一定量蛋白質，熱量以碳水化合物為主。

（10）有肝臟疾病的患者，肝糖原儲備力減低，血糖波動幅度大，因此，在補充碳水化合物時要注意監測血糖。

120. 糖尿病合併骨質疏鬆的飲食如何安排？

答：糖尿病患者合併有骨質疏鬆症時應繼續維持糖尿病飲食治療的「黃金法則」，在糖尿病膳食的基礎上，可以根據糖尿病患者的自身特點和骨質疏鬆的程度加以調整。

（1）適當增加鈣的攝入：老年人每日應攝取1000～1200mg，富含鈣的食品有乳製品、豆製品、部分海產品、蔬菜、水果等。成年男性每日攝入250CC的牛奶，含鈣225mg；兒童、青少年、婦女（包括妊娠、哺乳或絕經後），應每天保證攝入500CC的牛奶。（牛奶含鈣量：250CC牛奶＝200CC優酪乳＝40g乳酪）

（2）適當補充鈣、鎂、磷：維持食物正常的鈣、磷比值，因為當鈣、磷比值小於1：2時，會使骨骼中的鈣溶解和脫出增加，因此建議鈣、磷比值保持在1：1或2：1的水準。富含磷的食物有各種家禽、大蒜、芝麻、杏仁、牛肉、魚等。另外，還應適當補充富含鎂的食物，如豆腐、脫脂優酪乳、麥芽、南瓜子等。

（3）攝入充足的優質蛋白質和維生素C：奶中的乳白蛋白、蛋類的白蛋白、骨頭裡的骨白蛋白都含有膠原蛋白和彈性蛋白，可促進骨的合成，利於鈣的吸收。因此乳製品、豆製品都是鈣的良好來源；維生素C對膠原合成有利。

（4）補充維生素D和維生素A：維生素D可促進鈣的吸收，有利於鈣的骨化。除了適量補充維生素D外，還應多曬太陽；維生素A參與骨有機質膠原和黏多糖的合成，老年人每日應攝取的維生素A為800μg，維生素A的來源包括蛋黃、動物肝臟、黃紅色蔬菜以及水果等。

121. 糖尿病兒童的飲食應怎樣安排？

答： 兒童糖尿病的飲食安排應注意以下方面。

（1）總熱量的攝入：兒童處於生長發育期，身體快速增長，熱量需要多，安排糖尿病患兒的飲食，應保證每日總熱量在 1000 ～ 2000kcal 之間。

（2）兒童的年齡：計算糖尿病兒童每天所需的總熱量時，不能用成人一樣按標準體重計算。要考慮到患兒的年齡、胖瘦程度、活動量大小及其飲食習慣。每日總熱卡的需要量 (kcal)=1000+ 年齡 ×(70 ～ 100)，決定 70 ～ 100 係數的因素一般而言如下。

①**與胖瘦及活動量有關：**身體胖，活動少的患兒，青春期女孩用偏低熱卡係數；身體瘦，食量大，活動多的患兒用偏高熱卡係數。假若運動量較大的患兒，可將日需要量增加 10% ～ 20%。如 3 歲以內相對需要量大，用年齡乘以 95 ～ 100，4 ～ 6 歲乘以 85~ ～ 90，7 ～ 10 歲乘以 80 ～ 85，10 歲以上則乘以 70 ～ 80。

②**與平時飲食習慣有關：**兒童喜食零食的習慣，改吃零食為正餐。在總熱量範圍內，採用少量多餐，安排攜帶食用方便的食品進食。

（3）蛋白質供應量：為利於兒童的生長發育，兒童每日應提供 2 ～ 3g/kg 體重的蛋白質，而青春期青少年每日應提供 1.2 ～ 1.5g/kg 體重的蛋白質，年齡越小相對需要量越多。

（4）碳水化合物供應量：碳水化合物不必過分限制，一般推薦佔總熱量 50% ～ 55%，可適當攝入部分粗糧如玉米，豆皮、高粱等，烹調方法宜多樣化，這樣可提高患兒進食的興趣。

（5）脂肪仍不能過量，佔總熱量不超過 35%。應有豐富的維生素和無機鹽，防止發生微量元素的缺乏。

（6）餐次的安排：每日可進食 5 ～ 6 餐，3 餐正餐，2 ～ 3 餐加餐，防止發生低血糖。

122. 妊娠糖尿病（GDM）時的飲食應怎樣安排？

答：妊娠糖尿病（GDM）在妊娠期間血糖控制的好壞直接關係到孕婦和胎兒的安全。控制不良的 GDM 容易發生羊水過多，妊高症發生率增多、易感染，是造成生產期死亡率增高、生產巨大兒的重要原因。對於 GDM 的飲食要求應注意以下幾點：

（1）合理控制總熱量，在妊娠的前 4 個月與非妊娠時相似，妊中期、晚期熱能按理想體重的 30 ～ 35kcal/kg 體重，要求整個妊娠過程總體重增加 10 ～ 15kg 為宜，但是同時必須避免過低熱能攝入而發生酮症。

（2）碳水化合物，應避免精製糖的攝入，但主食應保證 250

～ 350g，過低則不利於胎兒生長。

（3）蛋白質，每日攝入約 100g 蛋白質，1/3 以上為優質蛋白質。

（4）脂肪應盡可能適量的攝入，佔總熱能 30% 以下。特別是堅果類食品應適量食入。

（5）膳食纖維有助於降低過高的餐後血糖，可適量增加其在膳食中的比例。水果則應根據病情的好壞適量選用。

（6）餐次安排在 GDM 的飲食中發揮非常重要的作用，少量多餐、每日 5 ～ 6 餐，定時定量的進食能夠有效的控制血糖。適當的加餐。既能有效治療高血糖又能預防低血糖症的發生。

（7）必須配合一定量的運動鍛鍊，不要太劇烈，但應持續整個妊娠過程。

123. 老年糖尿病患者的飲食應怎樣安排？

答：老年人飲食治療的目的仍然是降低血糖、血壓、血脂和血黏稠度，減體重，但老年人在飲食控制中應注意以下幾點。

（1）老年人糖尿病人中肥胖的比例低於中年，部分人體重正常或者低於正常，所以控制飲食、減輕體重的目標應該是達到或接近理想體重，不能一味地減肥，以免造成營養不良。

（2）老年人蛋白質的流失往往較中、青年人更為明顯，造成肌肉萎縮、骨質疏鬆的可能性更大，所以更要注意蛋白質的補充。

（3）老年人高血壓、血脂異常症及心腦血管病變存在的可能性比較大，在飲食上宜清淡，少食肥甘厚味，低脂、少鹽、戒菸、忌酒、少量多餐等原則。

（4）對於老年人來說，低血糖症比短暫的血糖升高更危險，在控制飲食的過程中要避免引起低血糖症的可能。

124. 糖尿病患者在進行飲食治療時，如果按時進餐仍感到饑餓怎麼辦？

答：如果仍感饑餓，採取以下措施會有幫助。

（1）多吃些低熱量、高容積的食品，如各種蔬菜，番茄、黃瓜、大白菜等。

（2）少量多餐，將正餐的主食勻出一小部分作為加餐用，加餐時可選用低熱能蔬菜、半兩主食或1個雞蛋（50g）、1杯牛奶（150CC）等。

（3）選用粗雜糧代替精細糧，可以產生更強的飽腹感。

（4）將口味變清淡，吃飯速度放慢，真正做到細嚼慢嚥，也可能降低過於旺盛的食欲。

125. 糖尿病患者如何加餐？

答：為了減輕胰島 β 細胞的負擔，糖尿病患者每日至少應進食三餐。對於注射胰島素或易出現低血糖者，還應進行加餐，即從三次正餐中勻出與半兩左右的主食等值的食物在兩餐中間食用。

◆加餐時間：上午 9：00 ～ 10：00、下午 3：00 ～ 4：00 及晚上睡覺前。

◆加餐食物：牛奶、水果、餅乾等。加餐不必服降糖藥。

126. 糖尿病病人如何學會認真地準備早餐？

答：早餐對患者至關重要，因為在我國的傳統膳食中，晚餐與早餐之間相差時間太長，到了第二天清晨已經有 8 ～ 12 小時沒有進食了。如果早餐不吃就容易產生是否用藥的問題，繼續用藥容易發生低血糖，不用藥將產生高血糖。

而且早餐不吃就容易在午餐時吃得過多。事實證明，經常不吃早餐的人血中經常容易發生高膽固醇症，並且體重超標，發生膽結石的機會也多。早餐最好吃些富含碳水化合物、蛋白質和膳食纖維的食物，葷素搭配。單純只吃雞蛋或牛奶，可能會浪費其中寶貴的優質蛋白質。

127. 糖尿病病人外出進餐或飯店進餐應注意什麼？

答：（1）飯店進餐或朋友聚餐時仍應盡可能保持原有的飲食習慣，千萬不要放鬆。

（2）應提前準確掌握食物的數量，做到自行管控。

（3）有意識減少食用高能量、高脂肪的食品，可選擇蔬菜來代替。

（4）沒有必要感到尷尬，盡量少用酒精類飲品，可用礦泉水代替。

（5）必須飲酒時，應注意按照酒類的熱能表適量的飲用，切記不要過量，不要空腹飲酒。

（6）外出用餐時不要忘記攜帶降糖藥或胰島素，按時服用或注射。

（7）最好選用清湯，而不要選用澱粉多的羹湯，避免用澱粉多或裹了麵粉與番薯粉的食品，必要時可減少相應的主食量。

128. 糖尿病病人外出旅遊期間的進餐如何安排？

答：（1）短期外出旅遊應力求正常時間用藥和進餐。

（2）開車旅遊時應帶一點餅乾、點心、新鮮水果，以便在誤了進餐時食用。

（3）旅遊時應防止因過多運動量發生的低血糖反應，最好是結伴同行，身邊準備些「甜食」。

（4）長期外出旅遊必然會改變您的正常飲食習慣，建議您預先弄清航線和時差，並準備好食品。盡可能維持穩定的飲食生活。

（5）當您跨越時區或國家時，應在旅行前同您的醫師、營養師討論用藥和吃飯。不同國家的飲食習慣和食品不同，應學會在新的國家正確選用適於您的食品和烹調方式。

129. 家屬應如何幫助患者完成營養治療？

答：（1）首先家屬應理解和關心糖尿病患者，並且不會因麻煩而嫌棄他們，為他們創造一個輕鬆和諧的心理環境，有助於病情控制。

（2）其次要認識到控制好糖尿病病情，避免併發症是全家的共同利益所在，應自覺鼓勵和幫助患者做好飲食治療和體能鍛鍊，督促他們按時服藥，做好血糖監測，使病情獲得最滿意控制。

（3）第三應認識到糖尿病的飲食方式是一種科學、健康、利於長壽的營養膳食，對全家的身體健康也是非常有利的，如果家庭原有的生活方式與之相差太遠，應設法改變以防止糖尿病或其他疾病的發生。

（4）每天盡可能將家庭食譜安排得適於糖尿病的飲食原則，更便於病情控制。

（5）應不斷學習糖尿病防治知識，了解糖尿病急性併發症的特徵及處理等知識，防患於未然。

130. 糖尿病患者飲食治療中有哪些盲點？

（1）注射胰島素後就不需要再控制飲食嗎？

答：有些患者因藥物控制血糖不佳而改用胰島素治療，並認為有了胰島素就天下太平，不需再費神控制飲食了。其實，胰島素治療的目的也只是為了血糖控制平穩，胰島素的使用量也必須在飲食固定的基礎上才可以調整，如果飲食不控制，血糖會更加不穩定。因此，胰島素治療不但需要配合營養治療，而且非常必要。但同時也要注意在使用胰島素治療時，營養過剩易增加體重。

（2）吃南瓜能降血糖嗎？

答：南瓜的血糖生成指數為 75，根據含糖量的多少，如果生成指數在 55 以下，糖尿病人基本都可以食用。如果為 55 ～ 70，應該控制食用，70 以上屬於高指數食物，更應盡量少吃。在臨床中發現有一部分病人，由於過食南瓜，不但沒能降血糖，反而臉和皮膚出現黃染現象，甚至血糖升高。由於南瓜、特別是老南瓜的葡萄糖含量較高，口感特別甜，所以升高血糖的指數也較高。建議糖尿病患者食用量不要太大，以免造成血糖的波動。

（3）可以再吃水果嗎？

答：糖尿病患者應當有合理平衡的飲食。水果中含的很多的微量元素，如鉻、錳，對提高體內胰島素活性有很好的幫助作用。在血糖控制穩定的情況下，適當的進食水果對人體是很有益的，但不可過量。

（4）飯吃得越少對病情控制越有利嗎？

答：不少患者只控制主食攝入，認為飯越少越好，甚至連續數年把主食控制在每餐僅吃 25 ～ 50g。這會造成二種後果：一是主食攝入不足，總熱量無法滿足機體代謝的需要而導致體內脂肪、蛋白質過量分解、身體消瘦、營養不良甚至產生饑餓性酮症。另一種是認為已經控制了飲食量，從而對油脂、零食、肉蛋類食物不加控制，使每日總熱量遠遠超過控制範圍，而且脂肪攝入過多，易併發高血脂和心血管疾病，使飲食控制失敗。其實，糖尿病飲食需要控制攝入食物所產生的總熱量與含熱量較高的脂肪。相反，主食中含有較多的複合碳水化合物則血糖升高的速率較慢，在適當範圍內應增加攝入量。

（5）只能吃素食嗎？

答：不少患者認為，動物性食物會造成蛋白質太高，動物脂肪攝入增加，肉類食品和脂肪是糖尿病的大敵，葷食越少吃越好，甚至最好不吃。其實，動物性食物中優質蛋白較多，含有的營養素人體較易吸收，對健康極有好處，關鍵是適當進食。

（6）能否多吃豆製品？

答：適當地進食豆製品（豆汁、豆腐等）確實對健康有好處。豆製品不含糖，並不是說它不會轉化為糖，只是轉化的較慢（大約需 3 個小時），最終也會轉化為葡萄糖，導致血糖升高。特別是對於老年人和糖尿病病程較長者，若不注意，大量食用過多的植物蛋白，會造成體內含氮廢物過多，加重腎臟的負擔，使腎功能進一步減退。合併有蛋白尿者，最好適當限制豆製品。盡量以魚、禽等優質蛋白為主。

（7）多吃植物油沒事嗎？

答：不少糖尿病病人都知道動物油含有飽和脂肪酸對身體不利，植物油中含不飽和脂肪酸有利於健康，因而認為多吃植物油對病情沒有影響。殊不知，儘管植物油中含有較多不飽和脂肪酸，但無論動物油、植物油，都是脂肪，都是高熱量食物。如果不控制，就容易超過每日所規定的總熱量並且增加血脂濃度，對糖尿病的病情控制極為不利。

（8）含澱粉食物可以當做蔬菜食用嗎？

答：馬鈴薯、紅薯、藕、山藥等食物當中含有豐富的澱粉，糧食中的澱粉要經消化吸收才會轉化為人體所需的糖，而各種糧食中澱粉轉化成糖的速度不一樣，所以糖尿病患者的飲食中含澱粉的食物應像米飯一樣當作主食處理。

（9）能相信「無糖食物」嗎？

答：許多糖尿病患者可能認為糖尿病患者的飲食中一定是要經常食用「無糖食物」，其實這種認識是錯誤的，市場上所謂「無糖食品」實際上是「無蔗糖食品」，並不是指單糖，或者是葡萄糖，這些食品所用的糧食含有的乳糖經過人體吸收會轉化成葡萄糖，達到一定數量會提高血糖，引起病情惡化。

第四章

PART4

糖尿病的運動治療

有氧運動是指那些強度較低，持續時間長、有節奏的運動，這類運動能使心、肺得到充分的鍛鍊，提高心、肺功能，並且消耗多餘的脂肪。糖尿病患者應掌握的運動原則是持之以恆地進行有氧運動。

131. 運動對糖尿病患者有什麼益處？

答：（1）運動可以使血糖降低。

（2）運動可增強胰島素的作用。

（3）還能降低糖尿病併發症，如冠心病和腦中風等發生的風險。

（4）運動是減肥的有效方法。

（5）運動可矯正異常血脂症。

（6）運動可降低血壓。

（7）運動可使心肺功能得到鍛鍊。

（8）運動可防止骨質疏鬆。

（9）運動還可以陶冶情操、培養生活情趣、放鬆緊張情緒、提高生活品質。

132. 運動療法適應於哪些糖尿病患者？

答：（1）病情控制穩定的II型糖尿病。

（2）體重超重的II型糖尿病。

（3）穩定的I型糖尿病。

（4）穩定期的妊娠糖尿病。

133. 糖尿病患者運動前應當做好哪些準備工作？

答：（1）全面的體檢：患者在開始任何運動計畫前，都應當在醫師指導下進行，徹底地篩查是否有潛在的併發症，排除危險因素，以確保運動安全，如檢查血糖、糖化血色素、血酮、血壓、心率、心電圖、肝腎功能檢查以及下肢血管攝影、足部、關節和神經系統等。

（2）制定運動計畫：在運動前最好與醫生或專職的糖尿病教育者討論其身體狀況是否適合運動，並確定運動的方式和運動量。注意選擇合適的運動鞋和襪。運動的場地要平整、安全、空氣新鮮。

（3）運動前的血糖控制：血糖大於 252 ～ 288mg/dl、明顯的低血糖症或者血糖波動較大，暫不適宜運動。

（4）其他：如攜帶糖果及糖尿病卡，以便自救。

134. 哪些情況下糖尿病患者需避免或減少運動量？

答：（1）在糖尿病患者發生各種感染及酮症酸中毒、高血糖高滲透壓綜合症恢復期時都不適合運動。

（2）有較嚴重的血管併發症時，要嚴格選擇運動方式並掌握好運動量，以免不適當的運動導致血壓升高以及腦血管意外等。

（3）有較重的糖尿病眼病變時，例如糖尿病視網膜病變，運動過量可能造成眼底血管破裂出血，另外糖尿病眼病影響患者視力，所以也不能進行比較複雜的運動。

（4）較嚴重的糖尿病腎病者，可能因為大量運動增加尿蛋白的排除量，加快糖尿病腎病的進展。

（5）血糖控制很差，容易因為過量的運動引起血糖波動；如控制不好的 I 型糖尿病、脆性糖尿病。

（6）有低血糖風險者。

135. 糖尿病患者應掌握的運動原則是什麼？

答：有氧運動、持之以恆和量力而行。

136. 什麼是有氧運動？

答：有氧運動是指那些強度較低，持續時間長、有節奏的運動，這類運動能使心、肺得到充分的鍛鍊，提高心、肺功能，並且消耗多餘的脂肪。糖尿病患者應提倡有氧運動。常見的運動形式有步行、慢跑、游泳、爬樓梯、騎車、打球、跳舞、打太極拳等。

137. 什麼是無氧運動？

答：無氧運動是劇烈運動，持續時間短、強度高，突然產生爆發力的運動，比如短跑、舉重、健身器械運動等。

人體在無氧運動下處於缺氧狀態，這種運動雖能增強的肌肉的爆發力，但對心肺功能無幫助，也不會消耗脂肪，無法發揮治療作用且反而會引起血氧不足，乳酸生成增多，引起氣急、氣喘、肌肉痠痛加重病情，所以糖尿病患者要盡量避免。

138. 糖尿病患者運動時如何做到持之以恆？

答：持之以恆強調的是運動要保持經常性。運動訓練不在於一次做多少、活動多麼劇烈，而持之以恆最重要。糖尿病患者必須認識到，運動是糖尿病治療必須的方式，運動訓練一定要像吃藥一樣規律地執行，保證充足的運動時間和頻率。

為了實現持之以恆的運動，可以盡量將運動融入生活，比如不乘電梯走樓梯；盡量步行少乘車；多做有一定運動量的家務，比如拖地、澆花、清潔等。一旦遇到天氣或者周圍環境不良不適合鍛鍊，盡量選擇能在家裡開展的活動，或者乾脆去大商場逛逛。

139. 糖尿病患者應選擇在什麼時間做運動比較好？

答：糖尿病患者最好以早餐或晚餐後 1 小時開始做運動較為適宜。因為餐前做運動有可能引起血糖波動，可能因延遲進餐造成低血糖，也有可能因為沒有服藥而使血糖過高，所以應該避免。而餐後立刻進行運動容易影響消化系統的功能，所以運動最好在進餐後 1 小時開始進行。

我們尤其提倡晚餐後進行運動，因為國人多半習慣吃豐盛的晚餐，而且吃飯後主要的活動是看報紙、看電視，這對控制血糖和減輕體重十分不利。

140. 如何衡量運動量是否適當？

答：糖尿病患者所選擇的運動強度應是最大運動強度的 60% ～ 70%，通常用心率來衡量運動強度。一般可在運動結束後立即數脈搏，運動中的心率（次 /min）保持在（220 －年齡)×(60% ～ 70%) 的範圍內是比較合適的運動量。

比如一位 60 歲的患者，他運動後的心率不超過 112 次 /min 就比較適宜。

141. 糖尿病患者如何運動比較適宜？

答：運動應該循序漸進，運動量應由小到大。運動時更要遵守以下幾點。

（1）運動前熱身：運動前 5 ～ 10 分鐘熱身運動，這樣可以使肌肉先活動起來，避免運動時肌肉拉傷。例如，在跑步或快走前先緩緩地伸腰、踢腿，然後慢走 10 分鐘左右，再逐漸加快步伐，一直到心率達到要求頻率。

（2）運動過程：在整個運動過程中，肌肉需要更多的氧氣和葡萄糖的供應，因此血液循環加速、心跳加快、呼吸加深、小血管擴張，從而維持氧氣和葡萄糖的供應，一般情況下應保持運動 20 ～ 30 分鐘。但當你剛剛開始運動計畫時，可以先保持運動 5 ～ 10 分鐘，然後逐漸加量，一般在 1 ～ 2 個月內將運動時間延長到 20 ～ 30 分鐘。

（3）恢復過程：運動即將結束時，最好再做 5 ～ 10 分鐘的恢復運動，而不要突然停止。例如，當你慢跑20分鐘後，再逐漸改為快走、慢走，漸漸放慢步伐，然後伸伸腰、壓壓腿，再坐下休息。

（4）運動時間：每次運動持續的時間為30～60分鐘，每週至少應維持3～4次中低強度的運動。

142. 如何評估運動的效果？

答：（1）運動量適宜：運動後有輕度的肌肉痠痛，休息後即可恢復。次日精力充沛，有運動的欲望，食欲和睡眠良好等。

（2）運動量過大：大汗淋漓、易激動、全身痠痛、胸悶、氣喘，當脈搏在運動後15分鐘尚未恢復常態，次日全身乏力、痠痛時應及時調整減量。

（3）運動量不足：運動後身體無發熱、無汗，脈搏無任何變化或在2分鐘內很快恢復，說明運動量不足，運動沒有產生效果。

143. 糖尿病患者如何防止運動時發生低血糖？

答：（1）盡可能在飯後1～2小時開始運動，這時血糖較高，因而不易發生低血糖。

（2）避免在胰島素或口服降糖藥作用最強時運動，如在短效胰島素注射後的 1 小時左右不要運動。因為運動既消耗葡萄糖又增加血流而加大藥物降糖作用，因而發生低血糖的機會很大。

（3）運動前注射胰島素的部位，盡量不選大腿等運動時活動較劇烈的部位。

（4）一般不在空腹時運動。

（5）條件許可的話，可在運動前後用血糖儀各測一次微血管血糖，以便及時發現低血糖，同時可了解哪種運動形式、多大的運動量可降低血糖及降糖程度。

（6）如果在運動中或運動後出現饑餓感、心慌、出冷汗、頭暈及四肢無力或顫抖等現象時，表示已出現低血糖，應立即停止運動，並服下隨身攜帶的食物，一般在休息 15 分鐘左右低血糖即可緩解；若 15 分鐘後未能緩解，可再攝入一些食物，並請求其他人通知你家人或送你到醫院。

144. 如何指導糖尿病兒童運動？

答：糖尿病患兒運動時應注意以下幾點。

（1）選擇一些有趣的體育活動便於患兒能夠長期持續，如騎車、跑步、打羽毛球、打乒乓球、踢足球、踢毽子、跳繩等，都是很好的運動鍛鍊方式。

（2）選擇合適的服裝和鞋襪，運動後注意清潔衛生。

（3）在運動鍛鍊時，應注意避免低血糖的發生，天氣太熱、運動時間過長時，要防止脫水。運動時最好隨身帶上一點食物和水，以便在發生低血糖症或口渴時進食。

（4）應避免攀高和潛水，因攀高和潛水時如發生低血糖，會有危險性。注射胰島素的患兒在胰島素作用高峰期更應避免上述運動，以免出現低血糖而發生不測。

（5）已有視網膜併發症者不宜劇烈運動。

（6）如果患兒有感冒、發燒、糖尿病酮症酸中毒、血糖>300mg/dl；尿中有酮體、足部或下肢感覺異常、身體突然發生劇烈疼痛、視物模糊時，應該臥床休息，避免運動。

145. 如何指導妊娠糖尿病患者運動？

答：（1）進行全面、系統的體檢，與醫生一起制訂一套合適的運動方案。

（2）選擇合適的鞋襪、確定運動場地、自備適量的糖果。

（3）糖尿病孕婦宜選擇比較舒緩、有節奏的運動項目，如散步、緩慢的游泳（游泳要去衛生條件良好的地方，以避免感染）和散步等。

（4）運動前要有熱身運動，結束時也應再做一些更輕微的運動，逐漸結束運動。

（5）千萬不要進行劇烈的運動，如跑步、打球、俯地挺身、滑雪等。

（6）糖尿病孕婦運動量不能太大，一般使心率保持在每分鐘 130 次以內。運動持續時間也不宜過長，但也不宜太短，一般維持在 20 ～ 30 分鐘內較為合適。

（7）下列糖尿病孕婦不宜運動，如糖尿病急性併發症、先兆流產、習慣性流產而需保胎者、合併有妊娠高血壓病者。

146. 如何指導老年糖尿病患者運動？

答：（1）在進行運動鍛鍊前對身體狀況做一次細緻、全面的檢查，充分了解自已的糖尿病及其併發症到了什麼程度。以便選擇最適當的運動方式、運動時間和運動強度。

（2）避免過分激烈的運動，避免可能引起血壓急劇升高或者造成心、腦血管意外的運動方式，比如劇烈對抗性運動、登梯爬高、用力過猛的運動和倒立性的運動等。

（3）運動要適量，注意適可而止，以免運動過量，反而影響健康。

（4）老年糖尿病患者皮膚較脆弱、骨質較疏鬆，在運動中要善於保護自已的皮膚與骨骼。避免過硬過緊的鞋子，以防皮膚損傷或發生骨折。

（5）有心、腦、肝腎疾病的患者要嚴格注意運動自我耐受能力。

第五章

PART5

糖尿病的藥物治療

本章主要介紹治療糖尿病的幾類主要藥物：1.促胰島素分泌劑（磺脲類、非磺脲類）；2 雙胍類；3 α- 葡萄糖苷酶抑制劑；噻唑烷二酮類（胰島素增敏劑）；5DPP-4 抑制劑之適應症、禁忌症、副作用與替代藥物。

147. 口服降糖藥物的適應症有哪些？

答：（1）口服降糖藥物主要用於Ⅱ型糖尿病。

（2）糖尿病確診後，經飲食控制及運動鍛鍊，血糖控制仍不滿意時，即應採用口服降糖藥。

（3）Ⅱ型糖尿病胰島 β 細胞的功能仍有一定的儲備能力。

（4）Ⅱ型糖尿病尚無嚴重的併發症。

（5）糖尿病在用胰島素的同時需要與口服降糖藥合併服用。

148. 口服降糖藥分哪幾類？

答：（1）促胰島素分泌劑（磺脲類、非磺脲類）。

（2）雙胍類。

（3）α-葡萄糖苷酶抑制劑。

（4）噻唑烷二酮類（胰島素增敏劑）。

（5）DPP-4 抑制劑。

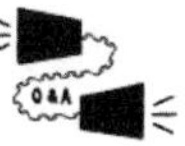

149. 磺脲類藥物的作用機制和常用的代表藥物有？

答：（1）磺脲類的作用機制有以下三點：

①直接刺激胰島 β 細胞分泌胰島素。

②增強周圍組織對胰島素的敏感性，從而增強周圍組織對葡萄糖的利用。

③減少糖異生，抑制肝糖原的分解，使肝糖的輸出減少。

（2）常見的代表藥物有：格列苯脲（優降糖）；格列齊特（達美康）；格列吡嗪（美吡達）；格列吡嗪控釋片（瑞易寧）；格列　酮（糖適平）；格列美脲（亞莫利）。可根據病情、年齡等因素選擇合適的藥物，對合併心血管疾病的患者在選用時，宜使用小劑量短效作用類製劑。

150. 磺脲類藥物的適應症有哪些？

答：（1）新診斷的II型糖尿病非肥胖者。

（2）II型糖尿病（非肥胖）用飲食治療和運動不能使病情獲得良好的控制者。

（3）肥胖的II型糖尿病在用二甲雙胍後，血糖控制仍不滿意者，可加用磺脲類降糖藥。

（4）胰島細胞具有一定的胰島素分泌能力的II型糖尿病。

（5）對於II型糖尿病控制失敗後，部分患者可加用胰島素聯合治療，可不必停用磺脲類的藥。

151. 磺脲類藥物的禁忌症和不良反應有哪些？

答：（1）磺脲類降糖藥的禁忌症如下：

①對該類藥物中的任何成分過敏者。

②I型糖尿病。

③II型糖尿病伴有急性併發症，如酮症酸中毒、高血糖高滲透壓綜合症、乳酸中毒及重症感染者。

④肝腎功能不全者。

⑤如果計畫妊娠或已經妊娠者，應使用胰島素或遵醫囑。

⑥繼發性磺脲類藥物失效，或者有胰島細胞的功能喪失。

（2）常見的不良反應如下：

①低血糖反應：是磺脲類降糖藥最常見、也是最危險的一種不良反應，用量不當或使用不當易發生低血糖，尤其是優降糖。因為它的降糖作用強而持久，更容易引起低血糖，在肝、腎功能不全和老年患者使用時要特別小心。

②胃腸道反應：有食欲減退、噁心、上腹部不適等。

③皮膚過敏反應：不常見，如皮膚瘙癢、皮疹等，一旦出現皮膚過敏反應及時停藥，並使用抗過敏的藥物。

④其他：如白血球減少、頭暈、視物模糊、身體平衡感發生障礙等神經系統反應，均不常見。

⑤注意肝腎功能受損。

152. 如何指導患者正確的口服磺脲類藥物？

答：（1）請按醫生指導的劑量服用。每日多次服用的磺脲類應在餐前 30 分鐘服用，具體的情況應根據醫生的處方。

（2）格列美脲一般一天一次頓服，服藥的時間為早餐前或早餐中服用。

（3）格列吡嗪控釋片和格列美脲要以適量的水整片吞服。

（4）服藥期間要做好血糖監測記錄。

（5）如果經常在每一天的同一時間發生低血糖，且持續 3 天以上，患者應將這一情況及時報告醫生。

153. 什麼是磺脲類降糖藥失效？

答：磺尿素類降糖藥失效分兩種情況。

（1）原發性失效：即一開始就沒有效果，糖尿病患者在嚴格飲食和運動治療的同時，連續口服磺脲類藥物 4 ～ 6 週，症狀改善不明顯，且空腹血糖＞ 250mg/dl 者，稱為磺脲類降糖藥物原發性失效。

（2）繼發性失效：是指先有效，後失效。是指剛開始治療時應用磺脲類降糖藥效果較明顯，但在服用數月或 1 年以後療效逐漸減弱，需加至最大劑量未能使血糖降至 250mg/dl 以下，且該狀態持續數月，稱作磺脲類降糖藥繼發性失效。這與平時不能保持合理飲食、適當運動等致體重增加、感染等應激情況，應用胰島素拮抗激素，胰島素細胞的進一步損害，甚至體內產生抗磺脲類藥物的抗體等諸多因素，可能是繼發失效發生或加重的原因。

154. 磺脲類降糖藥的失效應該如何處理？

答：（1）重新審查適應症：如為成人隱匿性自身免疫糖尿病（LADA），應立即開始使用胰島素治療。如為肥胖的 II 型糖尿病應首選雙胍類口服降糖藥治療。

（2）排除飲食及體力活動因素：嚴格地控制飲食，了解患者的飲食及運動情況，改善不正確的生活方式，使肥胖者減輕體重，降低血糖。

（3）改進服藥的方法：有時失效與服藥量不夠、服藥時間不合適有關，所以，磺脲類藥物應於餐前 15 ～ 30 分鐘服用，持續規律的用藥。

（4）更換其他種類的磺脲類藥物：每種降糖藥在很多方面存在一定的差異，所以降糖的效果也不同。可用降糖作用弱的更換作用強的，但也有個別患者將作用強的換成作用弱的，也獲得較好的效果，這可能是患者對這種藥較為敏感的結果。

（5）加用雙胍類降糖藥：磺脲類降糖藥物繼發性失效時，加服雙胍類降糖藥是首選方法。如加服雙胍類降糖藥物治療的過程中出現低血糖，應減少磺脲類藥的劑量，雙胍類降糖藥的劑量不變。

（6）其他：加用 α - 葡萄糖苷酶抑制劑類藥物和胰島素增敏劑等藥物。

155. 非磺脲類胰島素促泌劑的作用機制及代表類藥物有哪些？

答： 非磺脲類的胰島素促泌劑也稱餐時血糖調節劑，此類藥物為苯甲酸和苯丙氨酸衍生物，如瑞格列奈和那格列奈，與 β 細胞膜上的特異性受體結合，主要作用於細胞膜上的快通道，促使細胞膜上的 ATP 敏感性通道關閉，阻止鉀離子外流，使細胞膜去極化，促使餐時第一時間胰島素分泌，模仿胰島素的生理分泌，改善胰島素分泌延遲現象。

常見的代表藥有瑞格列奈（諾和龍、孚來迪）、那格列奈（唐力）。

156. 非磺脲類胰島素促泌劑的適應症、禁忌症及不良反應有哪些？

答：（1）非磺脲類藥物適應於：

①控制飲食、運動療法及減輕體重均不能滿意控制血糖的 II 型糖尿病。

② II 型糖尿病有明顯的胰島素釋放延遲的患者。

（2）禁忌症有以下幾點：

①對本類藥物過敏者。

②Ⅰ型糖尿病。

③糖尿病酮症酸中毒患者。

④妊娠或哺乳期婦女。

⑤嚴重肝功能不全的患者。

（3）非磺脲類藥物有低血糖發生。

157. 如何指導患者正確的口服非磺脲類胰島素促泌劑的藥物？

答：（1）請按醫生指導的劑量服用。非磺脲類促泌劑應在餐前 0 ～ 30 分鐘口服，具體的情況應根據醫生的處方。

（2）服藥後要按時按量進餐，以預防低血糖的發生。平時要常備糖果以備低血糖時使用。

（3）服藥方法：進餐時口服，不進餐不服藥。

（4）服藥期間要做好血糖監測和記錄。

（5）如果經常在每一天的同一時間發生低血糖，且持續 3 天以上，患者應將這一情況及時報告醫生調整用藥量。

158. 雙胍類藥物的作用機制和常用代表藥物有哪些？

答：（1）雙胍類藥物的作用機制有以下幾點：

①抑制肝糖異生，降低肝糖輸出。

②增加周圍組織對胰島素的敏感性，增加胰島素介導的葡萄糖的利用。

③抑制腸壁細胞攝取葡萄糖。

④抑制膽固醇的生物合成和貯存，降低血三醯甘油、總膽固醇指數，對體重的減輕有幫助作用。

（2）代表的藥物：

二甲雙胍（格華止、鹽酸二甲雙胍）、二甲雙胍緩釋片、苯乙雙胍（降糖靈）。

159. 雙胍類藥物的適應症和禁忌症有哪些？

答：（1）雙胍類的適應症有如下幾點：

①經飲食控制和運動治療，血糖仍不能達標的糖尿病患者。

②肥胖或超重的II型糖尿病，伴胰島素抵抗的患者。

③可以與磺脲類降糖藥、葡萄糖苷酶抑制劑、格列酮類和胰

島素合用，加強降糖的力度。同時加用雙胍類的藥物可減少胰島素的用量。

（2）雙胍類的禁忌症如下幾點：

①酮症酸中毒、高血糖高滲透壓綜合症、乳酸中毒或有急性感染、創傷、缺氧或大手術等急性併發症的患者。

②糖尿病合併嚴重的慢性併發症。

③肝腎功能障礙或有心力衰竭、肺功能不良、休克，低氧血症等併發症時，用此藥易誘發乳酸中毒。

④因消化道反應劇烈而不能耐受者，或原有慢性消化道疾病者。

⑤在進行造影檢查使用碘化造影劑時。

⑥孕婦。

160. 雙胍類藥物的主要副作用有哪些？

答：（1）胃腸道的反應：表現為食欲下降、口腔金屬味、噁心、嘔吐、腹脹、腹瀉等。

（2）乳酸性中毒：如果用藥得當及劑量合適，發生的機會極少。多見於降糖靈。

（3）低血糖：這類藥單獨服用不會引起低血糖，在與胰島素促泌劑或胰島素合用時，則會引起低血糖的發生。

（4）其他：注意肝腎功能的影響。

161. 如何指導患者正確的口服雙胍類的降糖藥物？

答：（1）按醫生指示的劑量服用。

（2）服用方法：應於進餐時或進餐後立刻服用。

（3）胃腸道的反應與劑量相關，採用進餐時或飯後服藥，或從小劑量開始，可減輕胃腸道反應。腸溶片可減輕胃腸道的反應。

（4）每天服藥的時間和間隔盡可能的固定。

（5）限制飲酒。

（6）服藥期間做好血糖監測和記錄。

162. α-葡萄糖苷酶抑制劑的作用機制和代表的藥有哪些？

答：α-葡萄糖苷酶抑制劑的作用機制為抑制腸道的糖苷酶活性，從而減少碳水化合物在小腸上部的吸收，降低餐後血糖，並透過對餐後糖負荷的改善而改善餐後高血糖，適用於以碳水化合物為主要食物成分帶來的餐後高血糖的患者。

其主要的代表的藥有阿卡波糖（拜唐蘋、卡博平）；伏格列波糖（倍欣）。

163. α-葡萄糖苷酶抑制劑的適應症有哪些？

答：（1）單獨應用於單純飲食控制的II型糖尿病，或與磺脲類和雙胍類聯合應用治療的II型糖尿病。

（2）對於I型糖尿病的患者可作為胰島素的輔助治療的藥物，可減少胰島素的用量和穩定血糖。

（3）用於糖耐量減低（IGT）者，可對IGT向II型糖尿病轉化的早期干預。

（4）II型糖尿病應用磺脲類口服藥或雙胍類口服藥治療不滿意，尤其是餐後血糖控制不佳時加用。

164. α-葡萄糖苷酶抑制劑藥物的禁忌症有哪些？

答：（1）有明顯消化和吸收障礙的慢性胃腸功能紊亂患者、

慢性胰臟炎、菸酒過度嗜好者禁用。

（2）患者由於腸脹氣而可能惡化的疾病如嚴重的疝氣、腸梗阻和腸潰瘍的患者禁用。

（3）嚴重腎功能損害的患者慎用。

（4）妊娠及哺乳期的婦女禁用。

165. α-葡萄糖苷酶抑制劑的不良反應有哪些？

答：（1）消化道的反應：為主要的反應，往往表現為腸鳴、腹脹、噁心、嘔吐、食欲不振、腹瀉等，長期用藥或減少藥量可減輕症狀。

（2）低血糖反應：單獨應用不會引起，但與其他降糖藥合用時可能發生，如發生低血糖反應必須口服蜂蜜或靜脈注射葡萄糖治療，而食用蔗糖或澱粉類食物改善低血糖的效果差。

166. 如何指導患者正確的口服α-葡萄糖苷酶抑制劑類的藥物？

答：（1）按醫生指導的劑量服用。

（2）服用方法：應用於同第一口飯嚼服。

（3）如果與可能導致低血糖的藥物（如胰島素促泌劑或胰島素）聯合應用，發生低血糖時應使用單糖治療，如葡萄糖。

（4）每天在相對固定的時間服藥。

（5）從小劑量開始服藥，每次進餐時服藥，逐漸增加劑量有助於減輕胃腸道的反應。

（6）服藥期間做好血糖監測和記錄。

167. 噻唑烷二酮類降糖藥的作用機制和代表藥有哪些？

答：噻唑烷二酮類藥物主要透過增加標靶細胞對胰島素作用的敏感性而降低血糖。其主要的代表的藥有吡格列酮（艾可拓、卡司平）。

168. 噻唑烷二酮類降糖藥的適應症有哪些？

答：（1）透過飲食和運動控制不佳的II型糖尿病。

（2）單用二甲雙胍或磺脲類藥物控制不佳的患者。

（3）單用胰島素控制不佳的II型糖尿病。

（4）胰島素抵抗和高胰島素血症的II型糖尿病和IGT患者。

169. 噻唑烷二酮類降糖藥的禁忌症有哪些？

答：（1）已知對本品或其中成分過敏者。

（2）糖尿病酮症酸中毒的患者。

（3）水腫的患者慎用。

（4）不宜用於I型糖尿病的患者。

（5）不適用於3、4級心功能障礙的患者（噻唑烷二酮類的藥物可引起液體瀦溜，有加重充血性心衰的危險）。

（6）有活動性肝臟疾病或血清丙胺酸氨基轉移酶高於正常上限2.5～3倍者禁用，以及肝腎功能不良者禁用。

（7）妊娠期和哺乳期婦女禁用。

170. 噻唑烷二酮類降糖藥有哪些不良反應？

答：（1）血液系統：可見貧血，引起輕度稀釋性貧血較為少見，與二甲雙胍合用時貧血的發生率高於單用或與磺脲類藥物的合用。

（2）心血管系統：可引起水鈉瀦溜，加重循環負荷，從而加重心肺衰竭，曾有發生心肌梗塞的報導。

（3）代謝－內分泌系統：可見體重增加，其發生原因尚不清楚，可能是由於體液瀦溜、脂肪聚積等原因造成。

（4）消化系統：可見丙氨酸氨基轉移酶（ALT）升高。

（5）其他：可見水腫、頭痛等。

171. 如何指導患者正確的口服噻唑烷二酮類降糖藥？

答：（1）每天服用一次，可於餐前、餐中或進餐後服用。

（2）服藥的時間要盡可能的固定。

（3）服藥期間要做好血糖監測和記錄。

（4）這類藥物的療效要在開始服藥後 1 到 3 個月才能表現出來。

（5）有心力衰竭傾向不用或慎用。

（6）妊娠期、哺乳期的婦女不宜使用此藥。

172. DPP-4 抑制劑的作用機制及常用代表藥有哪些？

答：DPP-4 抑制劑是一種二肽基肽酶 4 抑制劑，透過抑制 DPP-4 而減少 GLP-1 在體內的失活，增加 GLP-1 在體內的含量。GLP-1 以葡萄糖濃度依賴的方式增強胰島素分泌，抑制胰高血糖素分泌。單獨使用 DPP-4 抑制劑不增加低血糖發生的風險，也不增加體重。在有腎功能不全的患者中使用時，應注意按照藥物說明書來減少藥物劑量。

173. GLP-1 受體激動劑的作用機制及代表藥物有哪些？常見的不良反應有哪些？

答：GLP-1 受體激動劑透過激動 GLP-1 受體而發揮降低血糖的作用。GLP-1 受體激動劑依據葡萄糖濃度增強胰島素分泌、抑制胰高血糖素分泌，並能延緩胃排空，透過中樞性的食欲抑制來減少進食量。目前國內上市的 GLP-1 受體激動劑為艾塞那肽和利拉魯肽，均需皮下注射。GLP-1 受體激動劑可以單獨使用或與其他口服降糖藥聯合使用。GLP-1 受體激動劑有顯著的降低體重作用，單獨使用不明顯增加低血糖發生的風險。GLP-1 受體激動劑的常見胃腸道不良反應（如噁心，嘔吐等）多為輕到中度，主要見於初始治療時，副作用會隨治療時間延長逐漸減輕。有胰臟炎病史的患者禁用艾塞那肽。

174. 如何指導患者不能進食時口服降糖藥？

答：（1）密切檢測血糖、尿糖和尿酮，然後要根據化驗結果選擇治療方法，做到積極自主管理。

（2）盡量增加進食量，才能正常用藥，發揮藥物療效，可進食容易消化的流食、軟食，最好採用少量多餐的方法進餐，保證基本熱量的充足，而且患者也比較容易耐受。

（3）根據血糖的高低和進餐量的多少，選擇或調整用藥量以保持血糖的穩定，避免低血糖或者酮症的發生。

（4）如果確實無法進食，應去醫院透過靜脈補液和補充糖分，使用適當的口服降糖藥或胰島素。

175. 短效磺脲類降糖藥漏服時如何補救？

答：短效藥物往往要求每餐前半小時服用，比如格列吡嗪（美吡達）、格列　酮(糖適平)、格列齊特(達美康)。

（1）如果吃飯的時候才想起來，可以將吃飯的時間往後推半小時，如果吃飯的時間不能改變，也可以偶爾一次餐前直接服用，但要適當減少藥量，這樣做可能會引起餐後兩小時血糖較平時略高，但能夠減少下一餐前出現低血糖的風險。

（2）如果到了兩餐之間才想起來，那需要立即測血糖，若血糖輕微升高，可以增加活動量而不再補服；若血糖明顯升高，可以當即減量補服，不能把漏服的藥物加到下一次用藥時間一起服用。

（3）如果到了下一餐前才想起來漏服藥了，那就不用補服。正確的處理方式是監測餐前血糖，如果餐前血糖升高不明顯，就依舊按照原劑量服藥，無需任何改變；如果升高明顯，可以適當減少下一餐用餐量，使血糖儘快恢復到正常範圍。

176. 中長效磺脲類降糖藥漏服時如何補救？

答： 中長效磺脲類降糖藥代表藥物有格列吡嗪控釋片(瑞易寧)、格列齊特緩釋片(達美康緩釋片)和格列美脲(亞莫利)。這類藥物往往要求患者於早餐前半小時服用，一般一日只用一次，或者是午、晚餐前半小時口服，這類藥因為服藥次數少，可以明顯減少漏服的次數。

如果早餐前漏服藥而於午餐前想起，可以根據血糖情況，按照原來的劑量補服藥物。如果到了午餐後才想起來，可以視情況半量補服。如果年齡較大或者平時血糖控制較好的患者，可以漏服一日，以免造成夜間低血糖。

177. 非磺脲類降糖藥漏服時如何補救？

答： 這類藥物的代表藥物是瑞格列奈(諾和龍)和那格列奈(唐力)。漏服此類藥物的處理方法與短效磺脲類藥物類似。如果兩餐之間想起前一餐忘記用藥，根據監測血糖的結果決定是否減量補服；如果馬上到下一餐時間了則無需補服，要測餐前血糖，若升高不明顯就無須改變用藥和進餐量，若血糖升高明顯可以適當減少下一餐餐量，使血糖儘快恢復到正常範圍，減少漏服藥的影響。

178. α-葡萄糖苷酶抑制劑藥物漏服時如何補救？

答： α-葡萄糖苷酶抑制劑代表藥有阿卡波糖（拜唐蘋、卡博平）；伏格列波糖（倍欣）。這類藥物在沒有主食進入時，可以不用服藥。

179. 糖尿病患者為何要注射胰島素？

答：（1）當人體胰臟細胞被破壞時，細胞產生胰島素的能力喪失，這樣導致I型糖尿病的發生。

（2）此外，II型糖尿病隨病程延長，β 細胞功能逐漸衰竭，最終發展到口服降糖藥失效，需要補充胰島素控制高血糖。

（3）由此可見I型糖尿病或者一部分II型糖尿病需要接受胰島素治療，以補充自身胰島素不足或者缺失。

180. 胰島素治療的適應症有哪些？

答：（1）I 型糖尿病（胰島素絕對不足）。

（2）II 型糖尿病發生下列情況必須使用胰島素治療：

①高血糖高滲透壓綜合症、乳酸中毒、酮症酸中毒或反覆出現酮症。

②糖尿病性視網膜病變發展至增殖期。

③中重度糖尿病腎病。

④肝功能及腎功能不全。

⑤中重度糖尿病神經病變。

⑥合併嚴重感染、創傷、大手術、急性心肌梗塞及腦血管意外等應急狀態。

⑦妊娠期及哺乳期。

⑧患者同時患有需要糖皮質激素治療的疾病。

⑨新診斷的與 I 型糖尿病鑒別困難的消瘦的糖尿病患者。

⑩在糖尿病病程中出現無明顯誘因體重下降時。

⑪在生活方式和口服降糖藥聯合治療的基礎上血糖仍未達標的患者。

⑫經過大劑量口服降糖藥治療後糖化血色素 HbA1c ＞ 7% 者。

⑬繼發磺脲類藥物失效的 II 型糖尿病患者。

⑭血糖＞ 288mg/dlL 需要暫時解除高糖對 β 細胞毒性作用。

181. 胰島素根據其來源可分為幾類？

答：（1）動物胰島素：動物胰島素主要是從動物（豬或牛）的胰臟提取並純化，由於與人體自身生產的胰島素在結構上有不同程度的差別，因而當注射進入人體後，人體的「防禦系統」，即醫學上所稱的免疫系統會發生排斥反應（醫學上稱為免疫反應），產生一種稱為「抗體」的物質和注射進體內的胰島素結合，因而導致胰島素不能發揮降低血糖的功效，結果，於某些患者，注射的胰島素劑量會越來越大，久而久之導致胰島素逐漸失效。少數患者免疫反應較嚴重，可出現皮疹、發熱、全身發癢，甚至血壓下降、休克等，這些患者就不能繼續用這種胰島素治療。由於動物胰島素存在以上缺點，目前已逐漸被一種新型胰島素，即人工胰島素（人工基因工程合成胰島素）取代。

（2）人工胰島素：並非是在人體內提取的，而是借助先進的人工基因高科技生產技術合成的，其結構、功能與人胰島素相似。

（3）胰島素的類似物：利用生物工程技術對人胰島素進行修飾，改變它的生效時間、作用高峰和效用持續時間，以模擬人體內 β 細胞分泌的胰島素的作用。其優勢在於模擬了胰島素的生理功能更好的控制血糖。

182. 什麼是蘇木傑現象？

答：蘇木傑（Somogyi）現象也是清晨高血糖的表現之一，是由於患者在夜間睡眠中發生了無症狀性低血糖，致使次日晨發生反應性高血糖。常見於接受胰島素治療的患者劑量使用不當時。因此，單純地處理早晨高血糖而忽略監測夜間血糖會給患者帶來很大的危險。對懷疑有蘇木傑現象的患者，有必要監測半夜 12 點、凌晨 3 點的血糖，並根據情況調整胰島素的用量。

183. 什麼是胰島素強化治療？

答：胰島素強化治療是指在飲食控制和運動療法的基礎上，透過每日 3 次或 4 次注射胰島素，或使用胰島素泵使血糖得到合理的控制，盡可能使患者的血糖晝夜變化達到接近正常的生理水準，以減少慢性併發症的發生和發展，其血糖的控制目標為 80 ～ 110mg/dl。

184. 如何使用一次性胰島素專用注射器抽吸胰島素？

答：（1）核實胰島素瓶簽後，消毒瓶蓋，向瓶內注入適量空氣，注意針頭不能接觸藥液。

（2）單獨使用普通胰島素時，先將適量空氣注入藥瓶後，將瓶倒置，以利於藥品的抽取。

（3）使用中、長效胰島素前，要輕搖藥瓶，以使藥液混勻。

（4）合用短效與中或長效時，應先抽取普通胰島素，後抽中效或者長效胰島素，以免將有魚精蛋白鋅胰島素弄到普通胰島素中，造成普通胰島素變質。

185. 胰島素注射前應做好哪些準備工作？

答：（1）注射前的準備：

①根據不同胰島素注射後的生效時間，確定吃飯時間。

②準備好酒精棉球、注射裝置和胰島素。

③再一次核對胰島素的劑型。

（2）仔細檢查胰島素的外觀：短效胰島素為清亮、無色、透明液體。中效、長效胰島素 50/50、70/30 或長效胰島素均為外觀均勻的混懸液，輕輕搖晃後，如牛奶狀，但若出現下列情況不應使用：

①輕輕搖晃後瓶底有沉澱物。

②輕搖後，在瓶底或液體內有小的塊狀物體沉澱或懸浮。

③有一層「冰霜」樣的物體黏附在瓶壁上。

（3）注射部位的選擇：常用的胰島素注射部位有：上臂外側、腹部、大腿外側和臀部，注意有硬結或瘢痕的地方、臍周5公分範圍內不能注射，每次注射，部位都應輪換，而不應在一個注射區幾次注射。不同注射部位的輪換可按照以下原則：

①每天同一時間注射同一部位（如您早上注射的部位是腹部，就應該一直選擇在早上進行腹部注射，不要隨意更換到其他部位）。

②每天不同時間注射不同部位（如在一天內的早晨注射腹部，晚上注射手臂）。③每週左右輪換注射部位（如手臂注射可以1週打左邊，1週打右邊）。切勿混淆每天注射的區域和時間。

④每次至少與上次的注射部位相距1公分，避免重複組織損傷。避免1個月內重複使用同一注射點。

⑤不同部位胰島素吸收由快及慢，依次為：腹部、上臂、大腿、臀部。

186. 注射胰島素有哪些工具？

答：目前胰島素注射器主要有胰島素專用注射器、胰島素注射筆、胰島素泵。

（1）胰島素專用注射器：將 1ml 空針等分為 40 個小格，用於一般胰島素（40 單位 /ml×10ml）的注射，抽吸胰島素時無需換算，注射劑量可精確至 1 單位。其優點是可自行配比胰島素。

（2）胰島素筆：是一種外形同鋼筆一樣的專用注射裝置，有針頭、注射筆和專用胰島素組成。胰島素注射筆簡化了注射過程，胰島素（100 單位 /ml×3ml）以筆芯的方式放在筆中，用完之後更換筆芯繼續再用，無需每次抽吸，病人易掌握，在調校劑量時每注射 1 個單位就會發出一聲「喀噠」聲，尤其適用於視力不佳的病人，這種裝置可隨身攜帶，因此旅行、出差時更為方便。

（3）胰島素泵：是一種內裝有速效或短效胰島素的微電腦動力裝置，形如傳呼機大小，可隨身攜帶，泵內的胰島素透過長期置入皮下的小針或軟管注入體內，透過微電腦，可模仿人體的胰臟功能，以基礎率和餐前大劑量兩種方式給予胰島素，可使血糖持續處於正常狀態而不會上下劇烈波動。該裝置可掛腰間，隱密性強，避免了在公共場合注射胰島素的尷尬，非常方便，但費用較高。

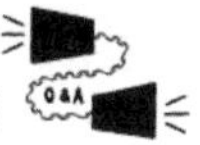

187. 胰島素如何存放？

答：（1）未開封的胰島素：應在冰箱的冷藏室內（溫度在 2～8℃）儲存，應注意不以放在冷凍室內（-20℃），因為胰島素是一種小分子的蛋白質，經冷凍後，其降糖作用將破壞，如果沒有冰箱，則應放在陰涼處，且不宜長時間儲存。

（2）已啟用的胰島素：也應盡可能放在溫度 2～8℃儲存。但在注射前，最好先放在室溫內讓胰島素溫暖，這樣可避免在注射時有一種不舒服的感覺。也可以放在室溫條件下（不超過 30℃），在這種條件下儲存時間不要超過 4 週。

（3）旅行、出差時：在乘飛機或火車等長途旅行時，應隨身攜帶，而不要放在旅行袋等行李中，更不能放在托運的行李中。如果不超過 1 個月，也可不放於冰箱，但應避免藥瓶曝露於陽光或高溫、溫度過低等特殊情況下，且時間不宜過久。當你住在飯店等有提供冰箱場所時，建議你儲存在冰箱內為宜。

188. 如何掌握胰島素筆的正確操作方法？

答：（1）注射前：

①洗手，準備好胰島素筆芯、針頭、胰島素筆、75% 藥用酒

精及藥用棉棒。

②核對胰島素和筆芯：胰島素筆與胰島素筆芯要相互適配，目前國內市場上胰島素筆有諾和筆(丹麥諾和諾德公司)、優伴筆(美國禮來公司)、得時筆(法國安萬特公司)。患者要弄清楚自己用的是哪個廠家的胰島素筆，必須使用該廠家生產的配套胰島素筆芯。如：諾和筆只能使用諾和諾德公司生產的各種劑型筆芯，優伴筆只能使用禮來公司生產的各種劑型筆芯，得時筆只能使用安萬特公司生產的長效基礎胰島素筆芯。

③檢查並安裝筆芯和針頭：安裝前應仔細檢查筆芯是否完好，有無裂縫；筆芯中藥液的顏色、性狀有無異常，有無絮狀物或結晶沉澱；筆芯是否過了有效期限。確定無誤後，扭開筆芯架，裝入筆芯，用 75% 酒精消毒筆芯前端橡皮膜，取出針頭，打開包裝，順時針旋緊針頭，安裝完畢。注射時摘去針頭保護帽即可。如所注射的胰島素為混懸液(如中效胰島素或預混胰島素)，應將胰島素筆上下顛倒 10 次左右，直到藥液成為均勻白色混懸液時為止，以防藥液濃度不均勻導致血糖控制不良。速效胰島素(如諾和銳)、短效胰島素(如諾和靈R)及甘精胰島素(來得時)均是澄清的溶液，可以直接注射。

④排氣：新換上的筆芯，由於驅動桿與筆芯的尾端接觸不夠緊密，若不排氣就注射，注射的劑量就會少 4 ～ 6 單位。將筆垂直豎起，使筆芯中的氣泡聚集在上部，把劑量調節旋鈕撥至「2 單

位」處，之後再按壓注射鍵使之歸零，如有一滴胰島素從針頭溢出，即表示驅動桿已與筆芯完全接觸且筆芯內氣泡已徹底排盡。如果沒有藥液排出，重複進行此操作，直至排出一滴胰島素為止。注意：每次安裝新筆芯和針頭時都要進行本操作。

⑤檢查注射部位：注射前必須檢查注射部位，一旦發現注射部位出現皮下脂肪代謝障礙、炎症或感染、出血或瘀斑的徵象，應更換注射部位。

⑥注射部位消毒：注射部位以 75% 的酒精棉球消毒以注射點為中心，由中間向周圍環形消毒皮膚，直徑約 5cm，凡酒精擦拭過的範圍不要再重複擦拭，以減少污染，待酒精揮發乾後方可注射。

（2）注射時：

①掌握正確的注射手法：當使用 5mm 超細超短的針頭時，無需捏起皮膚垂直進針即可確保皮下注射。當使用較長 8mm 的針頭時，用拇指和食指捏起皮膚或 45° 進針，使表皮遠離肌層。

②快速進針，緩慢注射藥物：對於剛開始使用胰島素的患者而言，由於害怕疼痛，往往進針不果斷，起始進針越慢，痛感越強，胰島素應緩慢注射，並確保拇指按鈕（筆）已壓到底，在整個注射過程中，應保持肌肉放鬆。

（3）注射後：

①注射完畢後針頭在皮下停留 10 秒鐘，待藥液吸收後保持原

進的方向，迅速將針頭拔除。這樣可避免發生滲漏／回流，使注射劑量確實的完全給藥。若注射的劑量更大時，針頭置留時間則需 10 秒以上。

②針頭的正確處理：注射後針頭不能留在胰島素筆上，若不卸下針頭，一方面在筆蕊和外界建立開放通道，污染藥液，增加了患者注射部位感染的機會；另一方面筆芯裡的胰島素會由於熱脹冷縮的原因而導致胰島素的劑量錯誤，令血糖控制異常。

189. 使用過的注射器和針頭如何處置？

答：應丟棄在專門盛放尖銳物的容器中，如果沒有專門盛放尖銳物的容器，可以使用一個較厚的、不透明的，且不易被刺破的容器放此針頭（如保特瓶）。

使用過的針頭不要重新蓋好，以防刺破手指。容器應放在兒童不易觸及的地方。當容器裝滿後，蓋上瓶蓋，密封後貼好標籤，丟棄到指定地點。

190. 胰島素筆針頭重複使用安全嗎？

答：胰島素筆針頭應一次性使用，若重複使用會出現：

（1）使注射部位疼痛感增加。

（2）斷針的機率增加。

（3）增加感染的機會。

（4）造成脂肪肥大。

（5）胰島素濃度的改變。

191. 醫務人員如何幫助患者克服注射胰島素前的心理障礙？

答：糖尿病患者對胰島素注射都會存在一些心理障礙，如焦慮、恐懼、擔心等，因此，在注射胰島素之前，應幫助患者進行適當的心理疏導。

（1）兒童：對於較小的孩子，可採用注意力轉移的方法，而對較大的孩子，認知行為的治療（CBT）會產生較好的效果。CBT 包括放鬆訓練、引導性想像、逐級曝露、積極的行為演練、模仿和強化訓練。

(2) 青少年：應鼓勵所有患者（尤其是青少年）表達他們對注射的感覺，尤其是挫折感和內心的矛盾。

(3) 成人：應強調糖尿病是一個進展性疾病，胰島素治療並非治療失敗的標誌。可採用靈活、生動、多樣的形式，強調規律胰島素注射的短期和長期益處，改善生活品質。

192. 胰島素的副作用有哪些？

答：（1）低血糖反應：多見於胰島素劑量過大或注射胰島素後未按時進餐，肝、腎功能不全，升血糖反應有缺陷的病人。

（2）皮下脂肪萎縮：長期使用非純化胰島素，或長期在一個部位注射時可出現。

（3）胰島素過敏：見於動物胰島素與非純化胰島素，分為局部與全身過敏。局部過敏僅為注射部位及周圍出現斑丘疹瘙癢。全身過敏可引起尋麻疹，過敏性紫癜，極少數嚴重者可出現過敏性休克。過敏反應可見於初始使用，或使用1個月後，以及停用一段時間後又開始使用者。

（4）高胰島素血症：尤以II型肥胖者常見，而且胰島素用量偏大者。尤其是自身存在高胰島素血症有自身胰島素抵抗的患者，外源性胰島素使用後可加重高胰島素血症，有報導可有加重動脈粥狀硬化的風險。

（5）胰島素抗藥性：在無酮症酸中毒的情況下，每日胰島素用量大於 200 單位，持續 48 小時者可以確診為胰島素抗藥性。

（6）胰島素水腫：糖尿病未控制前，體內有失水、失鈉、細胞外液減少，一旦接受胰島素治療，血糖控制後 4 ～ 6 日內，體內水鈉瀦溜，出現顏面與四肢水腫，一般數日內可自行吸收。

（7）屈光不正：胰島素治療後血糖迅速下降，引起眼晶體、玻璃體滲透壓改變，晶體內水份外溢而視物模糊，屈光率下降，一般 2 ～ 4 週自癒。

（8）體重增加：尤以老年 II 型糖尿病人多見。在注射胰島素後引起腹部肥胖，為高胰島素血症的表現，可改用純化胰島素或加服口服降糖藥，以減少胰島素用量。

193. 胰島素治療中出現低血糖反應如何處理？

答：低血糖反應是由於胰島素用量過大，注射胰島素後未按時進食或進食量太少，活動量過大、時間過長所致靜脈血漿葡萄糖濃度小於 70mg/dl，出現一系列交感神經興奮和中樞神經功能紊亂的症狀嚴重者可昏迷。

早期表現為饑餓感、頭暈、乏力、出汗、心悸等，後期可出現神志改變、認知障礙、抽搐和昏迷。一旦出現低血糖，初始進食含糖食物後可緩解；神志不清者應迅速靜脈注射50%葡萄糖40～60ml，繼以靜滴10%葡萄糖水；如還沒緩解，可用氫化可的松100～200mg加入5%～10%葡萄糖液中靜滴，也可用胰升糖素1mg肌注。患者甦醒後讓其進食糕點，以防再度昏迷。

194. 糖尿病患者在使用胰島素的過程中應注意哪些？

答：（1）患病期間，不可隨意停止注射胰島素，並做好個體化的血糖監測。

（2）去餐館進餐最好將胰島素隨身攜帶，在進餐前注射，以防在餐館等待的時間過長，引起低血糖。

（3）外出旅遊攜帶胰島素應避免冷、熱及反覆震盪，不可將胰島素托運，應隨身攜帶。

（4）自我注射胰島素的患者應根據胰島素起效哦時間按時進餐。

（5）注射部位應考慮運動情況，注射時避開運動所涉及的部位。

（6）胰島素專用注射器及針頭應一次性使用，注射裝置及胰島素劑型相適配，切忌混用。

（7）除按時用藥外，應聽從醫生或糖尿病專科護士及營養師的指導，合理的飲食、定期做適量的運動，以維持理想體重。

（8）使用過的注射器和針頭禁忌將針帽重新蓋回，應棄在專門放尖銳物的容器中。容器裝 2/3 滿後，蓋上蓋，密封後貼好標籤，放在指定的回收地點。

（9）用藥期間定期檢查尿常規、肝腎功能、視力、眼底視網膜病變、血壓及心電圖等，以了解病情及併發症的情況。

（10）使用胰島素過程中出現了相關副作用時應注意及時處理。

195. 什麼是黎明現象？

答：黎明現象是清晨高血糖的一種表現，主要是在清晨 5 ～ 9 時出現空腹血糖顯著增高而夜間無低血糖反應。此現象多認為與夜間胰島素分泌不足、清晨升血糖激素（如糖皮質激素、甲狀腺激素、生長激素等）升高有關。需監測夜間血糖與蘇木傑現象相鑒別。治療上可增加睡前中效胰島素或晚餐前加用長效胰島素。

196. 糖尿病患者使用胰島素的過程中存在哪些盲點？

（1）用胰島素會有依賴性，會上癮的嗎？

答：胰島素是體內具有降糖作用的激素，注射胰島素是糖尿病藥物治療中副作用最小的生理性療法，既不會成癮也沒有毒性，儘早進行胰島素治療，可有效地控制血糖，保護胰島細胞，大大減少併發症的發生。

有的患者經過一段時間的胰島素治療後，胰島功能得到恢復，可以改為口服降糖藥，甚至透過單純的飲食和運動就能很好地控制血糖。因此，胰島素不存在成癮性，什麼情況下使用胰島素和什麼情況下不使用胰島素是根據病情決定的。

（2）胰島素是治療的最後選擇嗎？

答：儘早用胰島素可以保護胰島 β 細胞的功能；並且可以更好地控制血糖，有效減少併發症的發生。

（3）如果血糖指數恢復正常了，可以停用胰島素嗎？

答：即使血糖恢復正常，但胰島素何時停和如何停等都有嚴格的條件和方法，患者應諮詢醫生的建議而不能自己隨便停藥。

（4）胰島素用量的增加說明糖尿病加重了嗎？

答：胰島素的用量是根據機體對胰島素的需要程度來調節的，恰當的胰島素治療更有助於防止併發症的發生。

（5）II 型糖尿病不需要使用胰島素嗎？

答：被診斷為糖尿病後應立即開始有計畫的生活方式管理和二甲雙胍治療，在此基礎上，如糖化血色素 HbA1C 大於或等於 7% 則可加用胰島素治療；以下五種情況：

①空腹血糖指數大於 250mg/dl。

② HbA1C 大於或等於 10%。

③存在酮症或酮症酸中毒。

④有口渴、多尿和體重下降等典型糖尿病症狀。

⑤血糖大於 290mg/dl，中任一情況時，就可能是 I 型糖尿病，或是胰島素嚴重缺乏的 II 型糖尿病，宜儘早開始胰島素治療。

197. 如何指導糖尿病患者保持良好的心理情緒？

答：（1）糾正患者對此病的錯誤認識：讓患者了解糖尿病並非不治之症，以解除其精神壓力，克服心理失衡狀態，建立戰勝疾病的信心，積極配合治療和護理，達到最佳效果。

（2）態度熱情、誠懇、主動：對於初患糖尿病或新入院的患者，常由於對糖尿病缺乏認識，一般都存有不同程度的消極、疑懼、悲觀等情緒，醫護人員態度要熱情、主動，服務要體貼、周到，向患者主動誠懇地解釋有關問題，要恰當說明病情，介紹糖尿病知識，增加患者自我調適的能力。

（3）鼓勵患者到戶外活動，呼吸新鮮空氣：適當的運動能使患者心情舒暢，並有利於葡萄糖的利用，降低血糖。因此，向患者解釋其所以然，使他們理解這些活動與適當的休息相調配，有助糖尿病的穩定，使他們從心理上接受這些安排，而達到配合治療的目的。

（4）保持健康的生活方式：遵醫囑實行糖尿病飲食，避免大量飲酒、抽菸，生活規律，按時入寢，使患者了解飲食治療的必要性，掌握自己的飲食規律，以持久地控制血糖。

（5）做好關於糖尿病心理護理：如有些老年糖尿病患者，常因為病程日久，抱有「難治好、死不了」的想法，在日常生活中隨意進食，不按時服藥，起居無規律，從而使病情加重，即使治療方法正確及時，亦收不到好的效果。

醫護人員及家屬要關心愛護患者，使其正確認識和處理這些問題，積極排除干擾，安心配合醫生治病。

第六章

PART6

糖尿病患者的自我管理

糖尿病自我管理包括：血糖的自我監測，血壓、血脂、糖化血色素、體重、腰圍的監測，以及各種併發症的篩檢和皮膚、足部、口腔、心理等自我護理。

198. 什麼是糖尿病患者的自我管理？

答：糖尿病自我管理包括：血糖的自我監測，血壓、血脂、糖化血色素、體重、腰圍的監測，以及各種併發症的篩查和皮膚、足部、口腔、心理等自我護理。

199. 初診的糖尿病患者應做哪些化驗檢查？

答：（1）空腹及餐後血糖：了解患者血糖的指數決定用藥。

（2）尿常規：不僅了解尿糖情況，更主要的是觀察有沒有尿酮體、尿蛋白，以利於臨床分型和排除酮症存在的可能，同時了解有沒有泌尿系統統感染等情況。

（3）肝、腎功能：可掌握肝臟及腎臟的情況，作為選擇用藥的依據，因為在肝、腎功能有較大損害時，有些口服降糖藥是不宜使用的。

（4）血脂：膽固醇、三酸甘油脂和低密度脂蛋白高，而高密度脂蛋白低的患者需要適當使用調脂藥物。

（5）血壓和血濃度：高血糖、高血壓、血脂異常症和高血濃度是糖尿病患者四大無形的殺手，初診時就必須注意了解血壓和血液流變狀況，並給予適當處理。

（6）眼底：糖尿病視網膜病變早期沒有症狀，晚期則沒有良好的控制方法，所以絕不能等到眼睛看不清楚之時再檢查眼底，必須主動了解糖尿病患者的眼科情況。即使眼底還沒有什麼改變，也可留下一個初始資料，以供日後對比。

（7）身高和體重：對了解患者的基礎情況很有幫助，有利於藥物種類的選擇，同時也給以後的體重監測留下一個基礎資料，以供比較。

200. 什麼是自我血糖監測？

答：自我血糖監測（SMBG）是指糖尿病患者在家中自行進行的血糖檢測，用以了解血糖的控制水準和波動情況。是調整血糖達標的重要措施，也是減少低血糖風險的重要方法。

自我血糖監測只有成為糖尿病管理方案中的一部分才會發揮作用。採用可 式血糖儀進行微血管血糖檢測是最常用的方法，但如條件所限不能檢測血糖，尿糖的檢測包括尿糖定量檢測也是可以接受的。

201. 糖尿病患者為什麼要進行血糖監測？

答：（1）血糖監測能夠反映飲食控制、運動治療和藥物治療的效果，透過血糖監測能幫助醫生和患者掌握病情，從而進行治療方案的調整，同時能提高患者對自身疾病的理解，增強對治療的信心。

（2）血糖監測對於血糖處於糖耐量減低的患者，或者空腹血糖調節受損階段的人群非常重要，它能觀察此階段人群的血糖波動的情況，同時作為調整飲食和運動計畫的依據。

（3）血糖監測可以了解血糖的控制情況，一些先進國家糖尿病前瞻性研究的結果證明，嚴格控制血糖可大大減少慢性併發症的發生和發展，因此監測血糖十分重要。

（4）對患有高血壓、高血脂、冠心病及肥胖患者，其患糖尿病的機率比健康人群要高，透過定期血糖監測，可以做到對糖尿病的早期發現、早診斷和早期治療。

202. 目前血糖監測的方法有哪些？

答：（1）血糖儀進行自我的血糖監測（SMBG）：也就是外周微血管血液中葡萄糖濃度的測定（如指尖）。而血糖儀的測

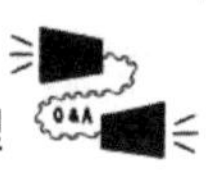

定範圍一般是在 36 ～ 600mg/dl 之間。外周微血管全血糖測定由於採血部位的不同所測得的血糖有一定的誤差，研究發現在 10% ～ 15% 以內的誤差一般不會影響治療措施。而當血糖波動的範圍超過血糖儀所測定的範圍時，就要抽取靜脈血測定血糖。外周微血管全血糖測定只能作為血糖監測的參考，其結果不能做為糖尿病的診斷標準。

（2）連續監測 3 天的動態血糖監測（CGMS）：其原理是利用埋在皮下的電化學感測器，顯示組織液中血糖的濃度。

（3）靜脈血漿糖（VPG）測定：主要測定靜脈血漿中葡萄糖的濃度。臨床上採用葡萄糖氧化酶法中的已糖激酶法為主要測定方法。糖尿病診斷依靠 VPG。

203. 患者在監測血糖時要注意什麼？

答：（1）不要因為化驗空腹血糖而擅自停藥。這樣得出的檢測結果既不能準確反應病情，又會造成血糖波動及加重病情。

（2）不要為得到理想結果而在檢查前一天過分節食。此時所測的血糖結果可能偏低一些，但卻不能代表平常血糖控制的真實情況。為保證檢查結果的真實可信，檢查前一天進餐和用藥應和平常一樣，並保持夜間睡眠良好。另外，抽血化驗前應避免劇烈運動、抽菸和飲用刺激性飲料(如咖啡)。

（3）不要在家注射完胰島素後再去醫院抽空腹血。由於到醫院抽血在時間上難以預料，如果不能在半小時內抽完血，勢必延遲進餐時間，這樣可能會發生低血糖。

（4）如果無法確定在醫院抽空腹血的具體時間，不妨早晨在家正常治療及進餐，然後去醫院測餐後 2 小時血糖。這樣不至於影響正常進餐及用藥，不會引起血糖的波動。

（5）對於自身胰島素分泌量偏低、存在清晨高血糖的患者，最好用血糖儀事先在家中完成空腹血糖的測定，記下結果後再去醫院。盡量不要去醫院化驗空腹血糖，因為醫院門診採血時間太晚，這樣會延誤患者早晨的胰島素治療，對全天血糖產生不利影響。

（6）對於早、晚餐前注射預混胰島素的患者，若因上午到醫院抽血化驗使治療延遲，可以在抽血之後查一下隨機血糖。如果血糖高，可臨時注射一次短效胰島素，然後進餐。這樣，既可在一定程度上消除治療延誤造成的血糖升高，同時又避免了檢查當天早、晚兩次預混胰島素注射間隔太近。

（7）對於採用口服降糖藥治療的患者，化驗空腹血糖時若採血時間太晚而使得早晨的藥和中午的藥相隔太近，應酌情減少中午的藥量，以免因兩餐的藥物作用相互疊加而造成低血糖。

204. 不同時間血糖值各代表何種意義？

答：（1）空腹血糖：是指空腹8小時以上，早餐前6～7點採血所測定的血糖值。它能夠間接的反應機體在沒有任何應激因素存在的情況下，機體自身基礎胰島素的分泌量，可以作為患者餐前胰島素注射量的依據。同時空腹血糖高低還可以顯現出降糖藥物的遠期療效好壞。

（2）餐前血糖：指中餐和晚餐前測定的血糖，餐前血糖可以作為患者調整要吃入的食物的量和餐前注射胰島素劑量的依據。

（3）餐後2小時血糖：是指早、中、晚餐後2小時測定的血糖，反應增加高糖刺激後機體追加胰島素分泌的能力。首先，透過餐後2小時血糖的監測很容易抓住可能存在的餐後高血糖，因為不少II型糖尿病空腹血糖不高，餐後血糖卻很高，只查空腹血糖，就可能延誤病情；其次，餐後2小時血糖能更好的反映飲食和藥物是否合適。餐後2小時血糖時間應從第一口飯開始算起。

（4）隨機血糖：能捕捉到機體在特殊情況下或一天中其他任何時間的血糖值，如多吃、少吃、吃特殊食品、飲酒、勞累、生病、情緒變化等。其意義在於預防低血糖的發生。

（5）睡前：可以防止出現夜間低血糖，確保患者夜間的安全性。

（6）夜間或凌晨 3 時血糖：判斷早晨高血糖的原因，以便調整藥物的劑量。

205. 糖尿病患者應在什麼情況下進行自我血糖監測？

答：自我血糖監測的方案取決於病情、治療的目標和治療方案。

（1）因血糖控制非常差或病情危重而住院治療者，應每天監測 4 ～ 7 次血糖或根據治療需要監測血糖，直到血糖得到控制。

（2）採用生活自主管理控制糖尿病的患者，可根據需要透過計畫性的血糖監測了解飲食控制和運動對血糖的影響來調整飲食和運動。

（3）使用口服降糖藥者可每週監測 2 ～ 4 次空腹或餐後血糖，或在就診前一週內連續監測 3 天，每天監測 7 點血糖（早餐前後、午餐前後、晚餐前後和睡前）。

（4）使用胰島素治療者可根據胰島素治療方案進行相應的血糖監測：

①使用基礎胰島素的患者應監測空腹血糖，根據空腹血糖調整睡前胰島素的劑量。

②使用預混胰島素者應監測空腹和晚餐前血糖，根據空腹血糖調整晚餐前胰島素劑量，根據晚餐前血糖調整早餐前胰島素劑量。

③使用餐時胰島素的患者應監測餐後血糖或餐前血糖，並根據餐後血糖和下一餐前血糖調整上一餐前的胰島素劑量。

206. 如何記錄血糖結果？

答：將每次的血糖結果以表格的形式記錄下來，包括日期、時間、血糖值，注明所用藥物和胰島素的量。特殊情況也應注明，如運動、情緒激動、患其他疾病等。

207. 影響血糖監測結果的因素有哪些？

答：（1）血糖儀的代碼與試紙的代碼不一致。

（2）試紙過期。

（3）操作方法不當。

（4）血糖儀不清潔。

（5）長時間不進行血糖儀得校正。

（6）電池電力不足。

（7）採血方法不當。

（8）藥物，如水楊酸類製劑、維生素 C。

（9）其他影響因素：血液中紅血球壓積、缺氧狀態以及吸氧等。

208. 為什麼手指血和靜脈血測出的血糖值會出現差異？應該如何看待？

答：醫院的生化儀測試靜脈血糖有較嚴格的程序和品質控制標準，相對準確。診斷糖尿病是以靜脈血糖作為標準的，可攜式血糖儀測出的血糖不能作為診斷糖尿病的依據。手指血糖是從指尖微血管中採血進行測定的，而靜脈血糖是從靜脈採血的。眾所周知，人體內的血液是從微血管流入靜脈的，在流動過程中，機體要攝取一部分葡萄糖進行能量代謝，這就造成靜脈血糖比手指血糖要低一些，特別是餐後 2 小時之內更是如此。

靜脈血漿血糖比全血血糖高 10% ～ 15%。另一方面，血糖儀的準確性受溫度、濕度和其自身穩定性及靈敏度的影響，其測出的血糖值可能與生化儀測出的靜脈血漿血糖存在一定的差異。有些血糖儀測出的血糖值波動較大。正確的做法是把血糖儀拿到醫

院同時與生化檢測對比。

209. 如何判定血糖儀測量是否準確？

答：作為一個糖尿病患者，監控血糖了解體內血糖變化，可以影響到患者的整個治療，誤差在多少是可以接受的，往往成了關注焦點。世界衛生組織及美國食品藥品監督管理局的多項資料表明，血糖儀的測試誤差在 20% 以內，均不會影響到患者的治療方案。如連續三次測定血糖，分別為 115mg/dl、99mg/dl、106mg/dl。雖然數目不盡相同，但可以看出血糖控制良好，因而不必改動治療方案。這是所有血糖儀共有的一種特性，不是某一品牌、某一款血糖儀的問題。患者自測血糖時常遇到不同品牌或相同品牌血糖儀之間測量結果不一致的問題，其實這些都是很正常的，因為快速血糖儀測量的結果是範圍值，每次測量的結果通常會有一些差異，但差異不會太大，快速血糖儀同生化儀靜脈血糖之間的誤差不超過 20% 都是準確的。

有些患者對儀器測量的資料解讀存在問題，認為血糖儀的測量資料應該和透過靜脈測量的血糖值是一樣的，如果這兩個數值出現不一樣的情況，產品品質就有問題。但事實上，不論是家用的血糖儀還是醫院的測血糖儀器，測出的數值不會每次都一樣，

應該說誤差值在 ±10% 以內的血糖儀就是非常好的，一般要求誤差不超過 ±20%，在這個問題上沒有絕對正確，只有相對正確。當然，測量中的一些錯誤方法也會人為的影響結果的準確性。

210. 如何正確地進行監測手指血糖的操作？

答：（1）檢查血糖儀功能是否正常，試紙是否過期，試紙代碼是否與血糖儀相符。每盒試紙都有編碼（有些試紙是免條碼的），需在測量前根據試紙的編號調整儀器。

（2）用溫水或中性肥皂洗淨雙手，反覆揉搓準備採血的手指，直至血流量增大。

（3）用 75% 的酒精消毒指腹，待乾。取一條試紙插入機內，手指不可觸及試紙測試區，取出試紙後隨手將蓋筒蓋緊。

（4）採血針緊挨指腹，按動彈簧開關，針刺指腹。手指兩側取血最好，因其血管豐富而神經末梢分布較少，不僅不痛而且出血充足，不會因為出血量不足而影響結果。不要過分擠壓，以免組織液擠出與血標本相混而導致血糖測試值偏低。

（5）用虹吸技術的血糖儀，就將血吸到試紙專用區域後等待結果。用滴血的血糖儀，就將一滴飽滿的血滴或抹到試紙測試區

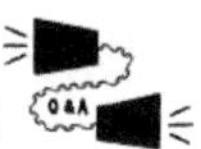

域後將試紙插入機內等待結果。不要追加滴血，否則會導致測試結果不準確。

（6）用棉棒按壓手指 10 秒鐘至不出血為止。

（7）監測值出現後記錄，關機。檢測完畢將採血針進行妥善處理。

211. 如何準確的測得血糖？

答：（1）血糖儀必須配合使用同一品牌的試紙，不能混用。有的血糖試紙每批次有區別，換用前需確認試紙瓶身上的批次代碼是否與儀器所顯示代碼一致，否則會影響測試結果。

（2）檢測前用 75% 的酒精消毒，待酒精乾透以後再取血，以免酒精混入血液。不能用碘酒消毒，因為碘會與試紙上的測試劑產生化學反應，影響測試準確性。

（3）採血量必須足以完全覆蓋試紙測試區。取血時發現血液量少不能擠手指，否則會混入組織液，干擾血糖濃度。為保證採血量足夠，之前手可以在溫水中泡一下，再下垂 30 秒。另外，扎的時候把針按一下再彈出，以免扎得太淺。

（4）試紙注意保存，放在乾燥、避光的地方。使用時不要觸摸試紙條的測試區和滴血區。

（5）採血針一定只使用一次。

212. 糖尿病患者怎樣選購血糖儀？

答：（1）選擇一種簡單、易操作、攜帶方便的血糖儀測定血糖。

（2）血糖儀的使用方法不當，容易造成種種故障。所以在選購血糖儀時盡量認購一些知名品牌、有良好的售後服務及保障體系、維修方便，試紙和電池能及時、長期供應良好的血糖儀生產廠家購買。也可找當地醫院諮詢。

（3）購買前要求銷售人員做示範測試，最好自己也親自測試一下，確信自己可單獨正確地操作為止。

（4）如患者視力不好，應選擇一種自動讀出觀測值的血糖測定儀。最好選擇一種有「記憶」功能的血糖測定儀，它可以幫患者把所測定的血糖值儲存起來，對患者分析血糖結果有幫助。

213. 血糖試紙如何保存？

答：血糖試紙應保存在乾燥、陰涼的地方，溫度不高於攝氏30度，勿冷藏，應避免陽光直射和高溫。若儲存的溫度或濕度不

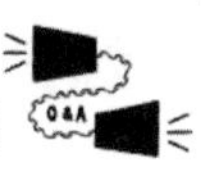

符合要求，會導致檢測的結果不準確。為避免損壞或玷污，血糖試紙只能保存在原裝的血糖試紙瓶中。居住在環境比較潮濕的地方的病友應該注意：每次取出一條試紙應立即蓋緊試紙筒的密封蓋，以免試紙受潮；打開一筒新試紙盡量在三個月內用完；如可能的話，盡量選購有獨立包裝的血糖試紙。

214. 在測手指血時需要消毒嗎？應該怎樣消毒？

答：測試前手指的皮膚可用溫水和皂液清洗手指，或用酒精棉棒消毒，兩種方法都可以。但不論哪一種方法都必須記住：手指一定要在乾燥狀態下取血，也就是說溫水和皂液清洗後要晾乾手指，酒精消毒後要等酒精完全揮發後再用採血筆刺破手指，保證測量的準確。

215. 如何保養和清潔血糖儀？

答：血糖儀要放置在乾燥清潔處，正常室溫下存放即可，避免摔打、沾水、勿讓小孩、寵物觸及、玩耍。血糖儀允許工作的溫度是 10 ～ 40℃，濕度是 20% ～ 80%，太冷、太熱、過濕均會影響其準確性。測試血糖時，不可避免會受到環境中灰塵、纖維、雜物等的污染，特別是檢測時不小心塗抹在其上的血液，都會影響測試結果，因此要定期清潔和保養機器。

清除血漬、布屑、灰塵。清潔時，應用軟布蘸清水擦拭，不要用清潔劑清洗或將水滲入血糖儀內，更不要將血糖儀浸入水中或用水沖洗，以免損壞。對測試區的清潔一定要注意，擦拭時不要使用酒精等有機溶劑，以免損傷其光學部分。應注意將試紙條保存在乾燥陰涼的地方，每次使用時不要觸碰試紙條的測試區，並注意其有效期。

216. 糖尿病患者為什麼要定期檢測糖化血色素（HbA1c）？

答：糖化血色素的達標是糖尿病治療達標的重要指標之一。很多糖尿病患者只重視空腹和餐後 2 小時血糖，而忽視了糖化血色素的檢測。

事實上，如果僅空腹和餐後血糖達到標準，而沒有控制好糖化血色素，就證明血糖控制仍未達到標準。

糖化血色素是紅血球內的血紅蛋白與葡萄糖結合的產物，能反映患者採血前三個月的平均血糖水準，是目前反映血糖控制好

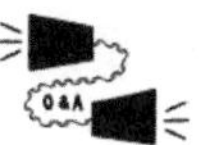

壞最有效、最可靠的指標。若 HbA1c≥7% 可作為 II 型糖尿病啟動臨床治療或需要調整治療方案的重要判斷標準。

中青年人應將糖化血色素控制在 4.0% ～ 6.5% 之間，年長的糖尿病患者的糖化血色素控制在 4.0% ～ 7.0% 作為治療達標的標準之一，如果糖化血色素超過 7%，就說明前 6 ～ 8 週的血糖控制的不太滿意，需要調整糖尿病的治療了，糖化血色素每下降 1%，糖尿病相關併發症可減少 20%。

血糖控制不穩定或治療方案調整後，糖尿病患者應每 3 個月檢查一次糖化血色素，血糖控制穩定的糖尿病患者至少每年需檢查 2 ～ 3 次。

217. 糖尿病患者為什麼要定期檢測血脂？

答： 糖尿病患者體內缺乏胰島素或胰島素抵抗時，脂肪組織中的脂蛋白脂肪酶活性就會明顯降低，使三酸甘油脂的清除發生障礙，出現血清三酸甘油脂增高，導致糖尿病性高三酸甘油脂血症，並引起低密度脂蛋白膽固醇升高及高密度脂蛋白降低，由於高血脂對組織血管內皮細胞有干擾作用，從而使糖尿患者群中的冠心病發生率明顯增高。這除了與高血糖及其伴發的高血壓、肥胖等因素有關外，還與糖尿病患者的血脂代謝紊亂密切相關。

糖尿病所致的脂代謝異常是動脈粥狀硬化、冠心病、腦血管病發生的主要危險因素之一，因此，矯正血脂代謝紊亂可明顯降低冠心病的發病率。

調整脂代謝紊亂是治療糖尿病的目的和評定療效的內容之一。所以，糖尿病患者要定期檢查血脂。一般情況下，當患者三酸甘油脂在 205 ～ 400mg/dl 時開始藥物治療。抽血查糖化血色素時可一併檢查血脂，對於血脂異常的患者應根據醫生要求或每 12 個月檢查一次，以便調整用藥。

218. 糖尿病患者為什麼要定期檢測血壓？

答： I 型糖尿病多併發腎臟病變後出現高血壓，II 型糖尿病往往合併高血壓和糖尿病並存時，患心血管疾病的機率達 30% ～ 50%，心血管併發症死亡的風險性也顯著升高。因此糖尿病患者的血壓控制要求更嚴格（可參考糖尿病併發症章節）。

如患者已經發生高血壓且血壓控制穩定，無併發症者建議每 1 ～ 3 天監測一次血壓；如血壓控制不穩定則應根據醫生要求密切監測血壓的變化，有併發症者最好住院觀察；對於血壓正常的糖

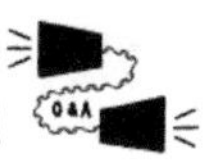

尿病患者也應警惕血壓升高，建議至少每 3 個月監測一次血壓。

需提醒患者注意的是：患者在家每次監測血壓時應注意保持心情平和，休息或平躺 30 分鐘左右即可監測血壓；血壓監測點應與心臟保持同一水平；每次監測血壓的時間及部位應盡可能固定。若患者在家中用電子血壓計進行監測，應注意按正確的方法使用電子血壓計，且最好連續測量 3 次，取平均值，以避免誤差。

219. 糖尿病患者為什麼要定期檢測肝功能？

答：肝臟是糖、脂肪和蛋白質代謝最重要的臟器，也是胰島素作用和胰島素分解代謝的主要部位，所以肝臟功能與糖、脂肪和蛋白質代謝關係密切。

從另外一個方面來看，糖尿病也很容易造成脂肪代謝紊亂和脂肪肝，影響肝臟功能，造成肝臟腫大，肝功能異常。可見肝功能和糖尿病之間是互相影響的。

除此之外，肝臟的功能狀況也是我們選擇糖尿病治療方式的重要依據，所有的藥物都需要經肝臟解毒，腎臟排出。有些藥物，如降糖靈，就不適合於肝臟功能損壞較重的糖尿病患者服用，否則可能會加重肝臟負擔，使肝功能進一步下降，還可能引起致命的乳酸性中毒。

所以，在糖尿病的治療過程中要定期檢測肝功能，原來肝功能正常的患者平均每半年到 1 年應測 1 次，內容包括 丙酮酸轉氨基脢（SGPT）、 草醋酸轉氨基脢（SGOT）、膽紅素和白蛋白／球蛋白比例等等。如果開始時肝功能就不正常，或者近來血糖控制很不理想，那麼還要增加肝功能測定的次數。

220. 糖尿病患者為什麼要定期做眼底檢測？

答：糖尿病眼底檢查最重要的意義是檢測出眼底(視網膜、脈絡膜、視神經乳頭)是否有病變，如：視網膜剝離、黃斑部病變、青光眼、視神經炎、脈絡膜腫瘤等。

許多全身性疾病，如糖尿病性眼病、高血壓、動脈硬化、糖尿病，會產生全身各部位小血管的變化。因為這種小血管在全身中，只有在視網膜上可以直接看到，所以透過眼底檢查，可以檢查出這些疾病是否已產生血管性的病變。檢查結果做為病程評判及治療之參考。眼底檢查主要有眼底鏡和螢光造影兩種檢查方法，如無眼底病變的患者應每半年至一年監測一次。如已出現眼底病變的患者，在醫生的指導下進行相應的治療。

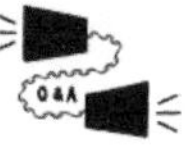

221. 糖尿病患者為什麼要定期做尿微量白蛋白檢測？

答：糖尿病腎病是糖尿病最嚴重的微血管併發症之一，是導致糖尿病患者死亡的主要原因。在糖尿病腎病早期，雖然腎臟已經受損，但臨床沒有什麼典型表現，患者自己也沒有明顯感覺，所以，透過定期到醫院進行尿微量白蛋白檢查是最好的發現早期糖尿病腎病的方法。一旦出現微量白蛋白尿，就應早期做干預治療，包括嚴格控制血糖指數，降壓、降尿蛋白的藥物治療及減少蛋白質攝入量等，切不可等到出現大量蛋白尿和水腫時才開始治療。一般建議：I 型糖尿病在確診五年以後、所有 II 型糖尿病在確診時及以後每年以及妊娠糖尿病婦女都需定期檢測尿微量白蛋白，結果正常者仍然需要每年檢查。

222. 如何監測尿微量白蛋白？

答：患者在做 24 小時尿微量白蛋白排泄率檢查時，需要先在家中留取 24 小時尿標本。具體留尿方法為：

（1）早晨 8：00 主動排尿，棄之不要。

（2）8：00 以後至次日 8：00 的尿全部保留在乾淨的容器裡。（請預先加入防腐劑甲苯）

（3）將尿攪勻後，用量杯精確計算出全天總尿量。

（4）取100ml尿液送檢。

在六個月內連續做三次尿液檢查，有二次尿白蛋白排泄率在20～200μg/min之間，就可以診斷早期糖尿病腎病。由於微量白蛋白的影響因素很多，同時要排除其他可能引起尿白蛋白排泄率增加的原因，如患者有糖尿病酮症酸中毒、泌尿系統統感染、運動、心力衰竭等。

223. 糖尿病患者為什麼要進行體重的測量？

答：糖尿病患者之所以要測量體重，是因為正常的體重有利於糖尿病治療，有利於血糖的控制。而體重超重或肥胖都不利於患者血糖的控制。肥胖可降低胰島素敏感性。

因此，糖尿病患者要測體重。目前常用體重指數法，即在直立、脫帽、脫鞋並僅穿內衣情況下測體重及身高，體重指數（BMI）＝實際體重（kg）÷[身高（m）]^2。建議每1～3個月監測一次體重，作為調整飲食、運動及藥物的依據（其控制目標詳見第一章節）。

224. 糖尿病患者定期進行腰圍監測的目的是什麼？

答： 評估是否肥胖還有一個指標是腰圍，它可以反映脂肪分布的情況，如腰圍超標就屬於腹型肥胖，根據我國的情況，男性腰圍最好小於或等於 85 ～ 90cm，女性小於或等於 80cm。

另外，腰圍和臀圍的比值（WHR）也是十分重要的指標。腰圍（W）測定時需兩足分開（25 ～ 30cm）並直立，測量部位在脇骨下緣與髂脊連線中點的腹部周徑。臀圍（H）測定時則並足直立，測量部位在臀部最寬處。使用軟皮尺測量，讓皮尺貼著皮膚表面但不壓迫軟組織。腰臀比值（WHR）＝腰圍 W（cm）/ 臀圍 H（cm），男性小於或等於 0.9，女性小於或等於 0.8，大於這個數值就是腹型肥胖。

建議每 1 ～ 3 個月監測一次腰圍及臀圍比值，以及調整飲食、運動及藥物治療方案。

225. 糖尿病患者定期檢查心電圖的意義何在？

答： 心血管併發症是糖尿病患者第一死因，也是醫療費用的主要發生點。許多糖尿病患者可以有心血管併發症而無症狀，也就是說，一些糖尿病患者並不知道自己有心血管的問題，在這種情況下，定期檢查心電圖就更為重要。以往有過心肌梗塞，最近頻發心前區不適、悶脹疼痛；發現自己心律不整，有時會停跳者，都需要及時檢查心電圖。必要時需做 24 小時動態心電圖或心臟超音波。

第七章

PART7

糖尿病患者的健康教育與心理

糖尿病教育的總體目標：使糖尿病患者掌握控制疾病的知識和技巧；使他們改變其對待疾病消極或錯誤的態度，提高他們對糖尿病綜合治療的信心；使患者成為糖尿病管理中最積極、最主動的參與者；盡量提高患者自我照顧能力。糖尿病教育的最終目標是使患者達到生活行為改變，促進身體健康。

226. 為何要進行糖尿病患者的健康教育？其內容有？

答：早在1995年，世界衛生組織對糖尿病防治提出的口號是「減輕因為對糖尿病無知而付出的代價」，這個口號道出了糖尿病教育對防治糖尿病的極度重要性。各種糖尿病併發症已成為導致糖尿病患者致殘和早亡的主要原因。而糖尿病是一慢性終生性疾病，需要長期持續治療。糖尿病教育透過傳授糖尿病知識，充分引導患者及家屬的主觀能動性，使其了解長期高血糖的危害性及其併發症的危害性，認識到糖尿病的可防性和可治性，及不防不治的危害性。糖尿病的教育貫穿於其診治的整個過程它的內容包括：

①糖尿病基礎知識教育。

②糖尿病心理教育。

③飲食治療教育。

④運動治療教育。

⑤藥物治療教育。

⑥糖尿病自我監測及自我保健教育。

227. 糖尿病教育的目標是什麼？

答：糖尿病教育的總體目標：使糖尿病患者掌握控制疾病的知識和技巧；使他們改變其對待疾病消極或錯誤的態度，提高他們對糖尿病綜合治療的信心；使患者成為糖尿病管理中最積極、最主動的參與者；盡量提高患者自我照顧能力。糖尿病教育的最終目標是使患者達到生活行為改變，促進身體健康。

228. 糖尿病專科護理理念是什麼？

答：糖尿病專科護理理念是由 Brammer 醫師在 1993 年建立的，展現個體化、整體化、高品質護理的臨床應用，關注住院和門診患者，為其提供臨床護理、自我保健、糖尿病教育和諮詢工作。其中糖尿病教育是成功實現糖尿病管理的一個必備的組成部分，它幫助糖尿病患者及其親屬掌握生活方式的調整技巧，獲得最佳代謝控制，阻止和延緩糖尿病併發症，最終改善患者的生活品質。同時，糖尿病教育也促進社區人群健康和改善社區糖尿病護理方面發揮了重要的作用。

229. 糖尿病教育的方法有哪些？

答：糖尿病教育的方法主要有：個體教育、小組教育和講座教育。

230. 什麼是個體教育？

答：指糖尿病教育者與患者進行一對一的溝通和指導，適合一些需要重複練習的技巧學習。例如：自我注射胰島素、血糖自我監測。其好處是：能根據個別患者的需要，特別設計教育內容，以確保教育效果；容易建立患者與醫護之間良好的信賴關係。

231. 什麼是小組教育？

答：小組教育是指糖尿病教育者針對多個患者的共同問題，同時與他們溝通並給予指導，每次教育時間 1 小時左右，患者人數在 10 ～ 15 人，最多不超過 20 人。

其好處是：由於同一時間內可以教育多個患者，教育成本低、節省時間；同時，在朋友的支持下，一些病友中已建立的健康生活習慣，其他患者也較容易接受及效法；但這種方法也有局限性，

個別患者的特殊要求便難以滿足；學歷程度不一樣接受效果不一樣，另外，不良的生活習慣或對糖尿病的錯誤認識也較容易相互影響。

232. 什麼是講座教育？

答：講座教育是指以課堂授課的形式由醫學專家或糖尿病專業護士為患者講解糖尿病相關知識，每次課時 1.5 小時左右，患者人數在 50 ～ 70 人不等。這種教育方法主要是針對那些對糖尿病缺乏認識的患者，以及糖尿病高危人群，屬於知識普及性質的教育，目的是使糖尿病患者和高危人群在對糖尿病防治的觀念和理念上提高認識。

233. 糖尿病教育的形式有哪些？

答：糖尿病教育形式應根據患者需求和不同的具體教育目標，以及資源條件，可採取多種形式的教育。包括演講、討論、示教與反示教、場景類比、角色扮演、電話諮詢、聯誼活動、媒體宣傳等。可以透過應用視聽設備、投影、幻燈片、食物模型等教育工具來開展不同形式的教育活動。

234. 在開展糖尿病教育的過程中應注意哪些問題？

答：無論採取何種教育形式，均應注意以下幾點。

（1）了解不同年齡階段糖尿病患者的學習特點。

自我了解在全心投入學習之前，已經了解參加學習的重要性；學習目的在於獲得解決問題的知識與技能，並非要完成有關糖尿病知識的強化訓練；當自身的經歷被用於健康教育的過程時，能夠更好地學習；分享在學習過程中傾向於主動參與而不是被動接受。

（2）實施糖尿病教育時應記住三個「M」。

內容豐富（Meaningful）、便於記憶（Memorable）、主動性強（Motivating）。

235. 為什麼要重視糖尿病患者的心理治療？

答：糖尿病患者容易產生各種心理問題。糖尿病患者憂鬱症的發病率是正常人的三倍。發病率研究顯示，糖尿病患者焦慮的發病率大大高於普通人群。在疲勞、焦慮、失望或激動時，機體因應激狀態引起血糖升高，對胰島素的需求量增加，同時，激動

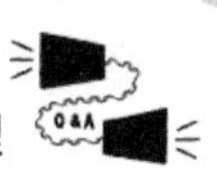

時腎上腺素、去甲腎上腺素分泌增加，抑制胰島素的分泌使血糖升高。糖尿病及其併發症給患者帶來痛苦，給工作和生活造成很大的困難，這些直接影響患者的精神狀態，使患者因煩惱、失望而產生焦慮和憂鬱。

同時，糖尿病的精神特徵導致糖尿病繼發中樞神經系統特徵，表現為記憶力減退、健忘、注意力不集中、焦躁、憂鬱等，臨床上出現心理問題促發或加重糖尿病，糖尿病又加重心理障礙的惡性循環，以致病情惡化。這是因為情緒緊張會引起腎上腺素和腎上腺皮質激素等分泌增加，交感神經興奮增高，而且脂肪分解加速，產生大量的酮體，導致酮症。要防止這種惡性循環，只能應用心理治療。因此，在臨床護理工作中，糖尿病患者的心理問題應受到關注和重視。

236. 糖尿病患者常見的心理問題有哪些？

答：（1）懷疑和否認心理：患病早期，患者往往不能接受這一事實，持否認或懷疑的態度，懷疑醫生診斷有誤，否認自己患病，拒絕接受治療，不注意飲食，或自認為得了糖尿病無非就是血糖高點，對身體無大影響，對疾病採取滿不在乎的態度，導致病情進一步惡化。

（2）憂鬱、焦慮和恐懼心理：糖尿病患者中所存在的情感障礙以憂鬱和焦慮為主要表現，Bernstein醫師（1993年）經研究認為糖代謝紊亂可以直接導致患者產生憂鬱和焦慮，甚至還可能導致自殺等嚴重後果。常表現為情緒低落、思維遲緩、記憶力降低、不願參加社交活動伴有焦慮等。

加之患者對糖尿病知識了解甚少並存在許多誤解，因此產生焦慮、恐懼的心理，擔心會影響自己未來的生活、懼怕死亡等。或對治療過分關心，出現感覺過敏、精神高度緊張、失眠等。

（3）失望和無助感的心理：當得知糖尿病沒有根治的可能性時，常有一種憤怒的情感，加之必須終生用藥或控制飲食，更加重了其憤怒的心理。他們感到被剝奪了生活的權利與自由，對生活失去信心，情緒低落，整日沉浸在悲傷的情緒中，情感脆弱，對治療採取消極的態度。有些青少年還認為患病是父母遺傳的結果，將憤怒的情緒針對父母、責備父母等。

（4）自責自罪心理：患者患病不能照顧家庭，長年治療又需要大量金錢，造成家庭經濟受到影響而感到自責內疚，認為自己成了家庭的累贅。

（5）悲觀厭世和自殺心理：患病時間長，併發症多且重，治療效果不佳的患者，對治療產生抗拒情緒，認為無藥可醫，遲早都是死，自暴自棄，不配合治療。對醫護人員不信任，表現出冷漠、

無動於衷的態度。

237. 常用的糖尿病心理治療方法有哪些？

答：（1）支持性心理治療：透過解釋、說理、疏導、安慰等，進行支持性心理治療，以幫助患者消除各種消極情緒反應。

（2）認知療法：幫助患者對糖尿病基本知識的了解，消除不適當的預測、誤解和錯誤信念。提高治癒疾病的信心。

（3）行為療法：某些行為療法技術可幫助患者遵從藥物治療和飲食控制計畫，包括血糖自我監測、行為強化、行為塑造療法等。

238. 糖尿病腎病變的人該怎麼吃？

答：（1）限制蛋白質：適量的限制飲食中的蛋白質，可減少尿蛋白的發生。其中的70%需來自動物性的蛋白質，如：雞、鴨、魚、肉類、雞蛋、牛奶、其餘的蛋白質由豆、米、麵、蔬菜、水果供給。

應減少食用蛋白質如：綠豆、紅豆、毛豆、蠶豆、豌豆仁、花生、瓜子、核桃、腰果、杏仁、麵筋、麵腸等食物。

（2）補充低氮澱粉：低氮澱粉類是屬於蛋白質含量極低的食材，如：米粉、玉米粉、太白粉、藕粉、冬粉、粉皮、西谷米、粉圓…等，都是可口且熱量高的低蛋白飲食。

239. 糖尿病如何限制攝鉀含量

答：蔬菜切小片以熱水燙過撈起，再以油炒或油拌，以減少鉀的攝取量。

食物經煮熟後，鉀會流失於湯汁，故勿食用湯汁。

市售低鈉鹽、薄鹽醬油、半鹽或低鹽等，常將鹽分中的鈉以鉀取代，所以不宜過多使用。

240. 糖尿病如何限制攝鈉含量

答：選擇新鮮食物，並自行製作。烹調時選用植物油。

罐頭及各種加工、醃漬食品，因含鈉高故需忌食。調味料如鹽、醬油、味精等，應減少使用。.

烹調可多採用白糖、白醋、蔥、薑、蒜、五香、檸檬汁等調味料，或以蒸、燉、烤等方式烹調。

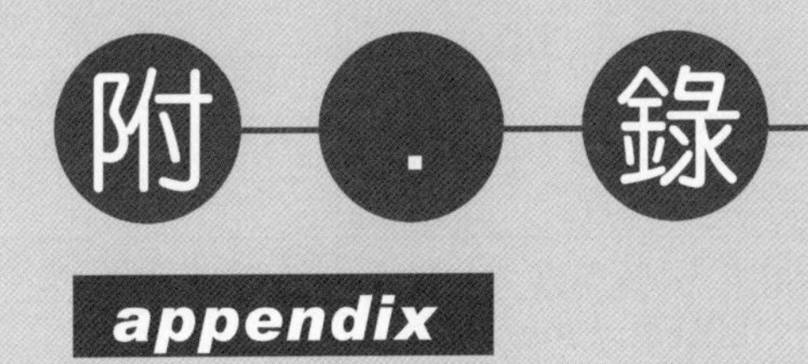
附
．
錄
appendix

一、糖尿病常見檢驗報告

1.Blood（血液）

英文名稱	中文名稱	標準參考值	備註
GLU（AC）（mg/dl）	血液葡萄糖	70 ～ 100	早餐飯前
GLU（2hrs）(mg/dl)	血液葡萄糖	75 ～ 140	餐後 2 小時整
eGFE（Ml/min/1.73m ^{2}）	腎絲球過濾速率	＞ 60	
CREA（mg/dl）	肌酐血	＞ 60	
GPT（ALT）（U/I）	血清 氨丙酮酸轉氨基脢	0 ～ 40	
HbA1c（%）	醣化血色素	4.3 ～ 6.5	
CHOL（mg/dl）	總膽固醇	0 ～ 200	
TRIG（mg/dl）	三酸甘油脂	0 ～ 150	TG
LDL-C（mg/dl）	低密度脂蛋白 - 膽固醇	0 ～ 130	
GOT（U/L）	草醋酸轉氨基脢	5 ～ 40	肝功能
GPT（U/L）	丙酮酸轉氨基脢	5 ～ 40	肝功能

2. 尿液

英文名稱	中文名稱	標準參考值	備註
CREA（mg/dl）	肌酐尿	166	
Urine albumin ratio（ug/mg）	尿 液 蛋 白 / 肌 酸 苷比值	39	
Urine microalbumin（mg/dl）	尿液微白蛋白	6.4	
24H 尿液 Ccreatinine 總量（g/day）	尿液肌酐	0.6 ～ 2	
URCA（mg/dl）	尿酸	2.6 ～ 7.2	

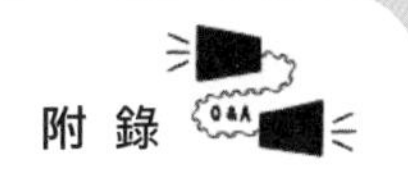

二、糖尿病臨床檢測方案

監測項目	初訪	隨訪	每季隨訪	年隨訪
體重 / 身高				
BMI				
血壓				
空腹 / 餐後血糖				
HbAlc				
尿常規				
膽固醇 / 高 / 低密度脂蛋白膽固醇、三酰甘油				
尿蛋白 / 尿肌酐 *				
肌酐 /BUN				
肝功能				
心電圖				
眼：視力及眼底				
足：足背動脈跳動，神經病變的相關檢查				

注：BMI：體重指數

* 在條件允許的情況下進行

三、兒童和青少年 I 型糖尿病控制目標

年齡段	血糖目標值範圍		HbAlc	理由
	餐前	睡前 / 夜間		
幼兒～學齡前期（0~6 歲）	5.6~10.0（100~180）	6.1~11.1（110~200）	7.5%～8.5%	脆性，易發生低血糖
學齡期（7~12 歲）	5.0~10.0（90~100）	5.6~10.0（100~180）	< 8%	青春期前低血糖風相對高，而併發症風險相對低
青春期和青少年期（13~19 歲）	5.0~7.2（90~130）	5.0~8.3（90~150）	< 7.5%	有嚴重低血糖的風險，需要考慮發育和精神健康，如無過多低血糖的狀況發生，能達到7%以下更好

四、常用體質指標

BMI（體重指數）= 體重 / 身高（kg/m^2）
腰圍：肋骨下緣與髂脊連線中點的腹部周徑
臀圍：臀部最大周徑
腰臀比（WHR）：腰圍 / 臀圍

五、常用化驗數據及換算

項目	新制單位參考值	舊制單位參考值	換算係數（新→舊）	換算係數（舊→新）
空腹血糖（FPG）	3.61~6.11mmol/L	65~110mg/dl	18	0.5551
三酰甘油（TG）	0.56~701mmol/L	50~150 mg/dl	88.57	0.01129
膽固醇（TC）	2.84~5.68mmol/L	110~220 mg/dl	38.67	0.02586
高密度脂蛋白膽固醇（HDL-C）	1.14~1.76mmol/L	44~68 mg/dl	38.67	0.02586
低密度脂蛋白膽固醇（LDL-C）	2.10~3.10mmol/L	80~120	38.67	0.02586
鉀（K^+）	3.5~5.5 mmol/L	3.5~5.5 mmol/L	1	1
鈉（Na^+）	135~145 mmol/L	135~145mEq/L	1	1
氯（Cl）	96~106mmol/L	96~106 mEq/L	1	1
鈣（$Ca2^+$）	2.12~2.75mmol/L	8.5~11 mg/dl	4.008	0.2495
磷（P）	0.97~1.62mmol/L	3~5 mg/dl	3.097	0.3229

尿素氮（BUN）	3.6~14.2 mmol/L	5~20 mg/dl	1.401	0.714
肌酐（Cr）	44~133 umol/L	0.5~1.5 mg/dl	0.01131	88.402
尿酸（UA）	150~420 umol/L	2.5~7.0 mg/dl	0.0131	59.49
二氧化碳結合力（CO_2CP）	22~28 mmol/L	50~62vol/dl	2.226	0.4492
收縮壓（SBP）	12.0~18.7kPa	90~140mmHg	7.5	0.133
舒張壓（DBP）	8.0~12.0Pa	60~90 mmHg	7.5	0.133
總膽紅素（T-Bil）	3.4~20 umol/L	0.2~1.2 mg/dl	0.05847	17.1
直接膽紅素（D-Bil）	0~7 umol/L	0~0.4mg/dl	0.05847	17.1
血清總蛋白（TP）	60~80g/L	6.0~8.0 g/dl	0.1	10
血清白蛋白（ALB）	40~55 g/L	4.0~5.5 g/dl	0.1	10
血清球蛋白（GLO）	20~30 g/L	2.0~3.0 g/dl	0.1	10
穀丙轉胺酶（ALT，GPT）	0~40U/L	< 120U（改良金氏法）		

穀草轉胺酶（ALB，GOT）	0~40U/L	< 120U（改良金氏法）		
鹼性磷酸酶（ALP，AKP）	40~160U/L			
胰島素	27.9~83.6pmol/L	4~12 uU/ml	0.144	6.935
C- 肽	0.3~1.3nmol/L	0.9~3.9ng/ml	3.000	0.333

健康養生小百科好書推薦

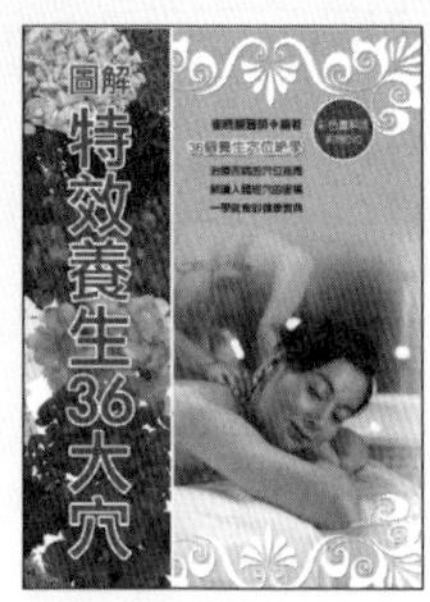

圖解特效養生36大穴
NT：300（附DVD）

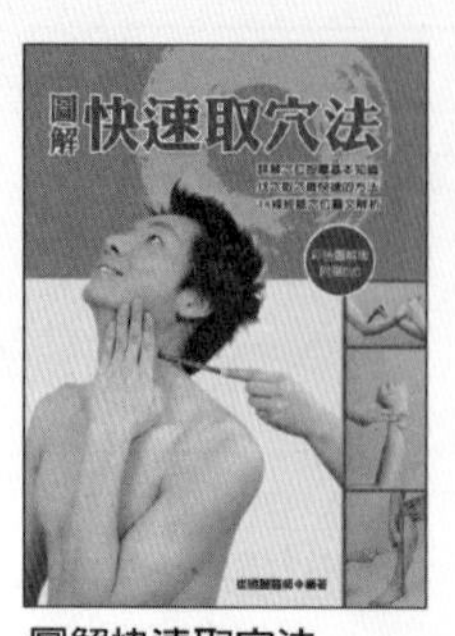

圖解快速取穴法
NT：300（附DVD）

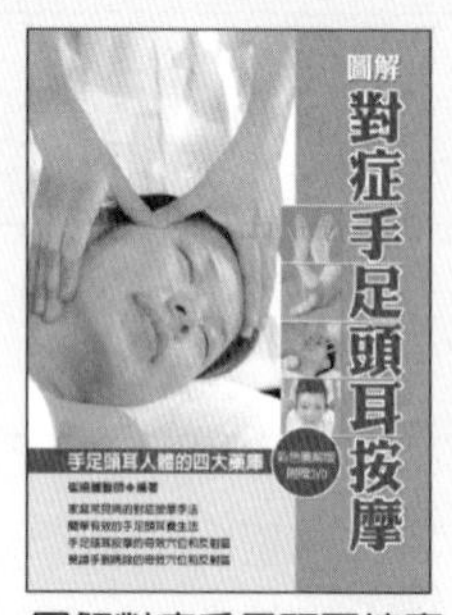

圖解對症手足頭耳按摩
NT：300（附DVD）

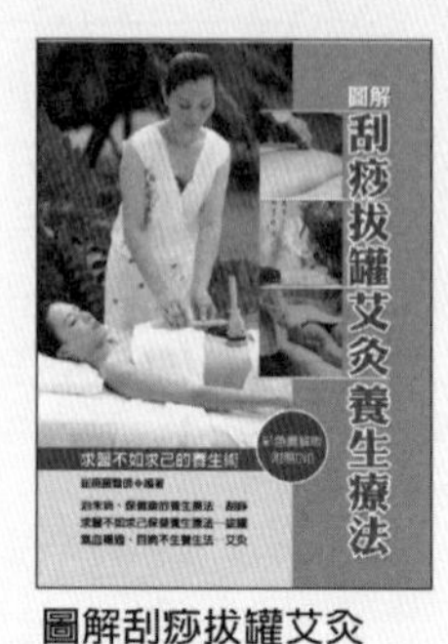

圖解刮痧拔罐艾灸養生療法
NT：300（附DVD）

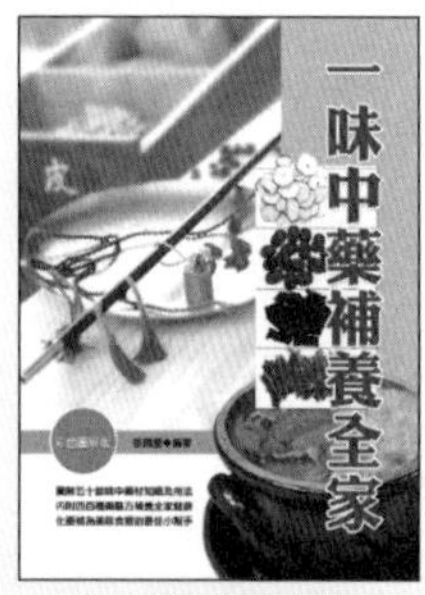

一味中藥補養全家
NT：280

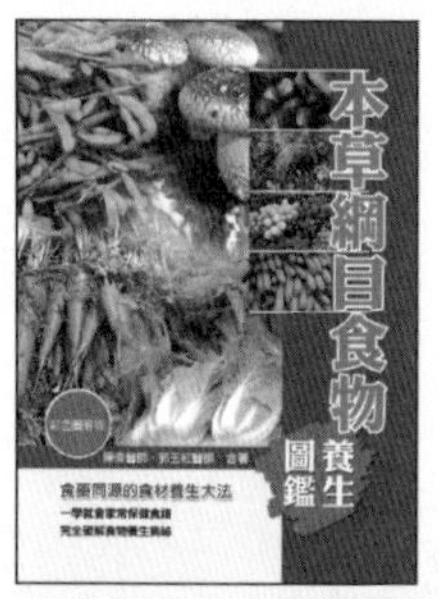

本草綱目食物養生圖鑑
NT：300

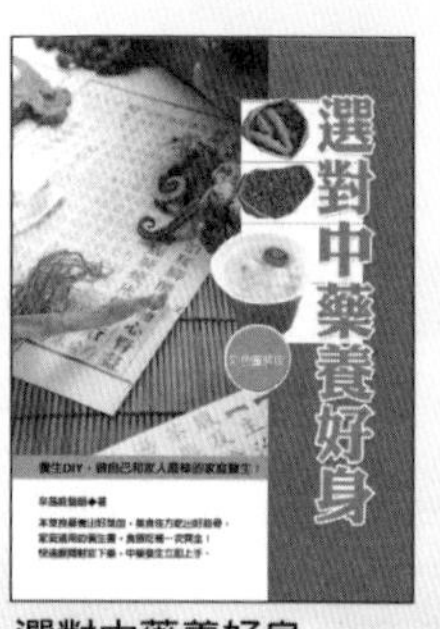

選對中藥養好身
NT：300

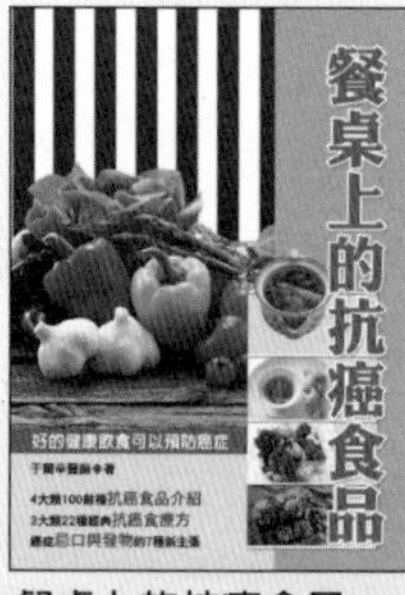

餐桌上的抗癌食品
NT：280

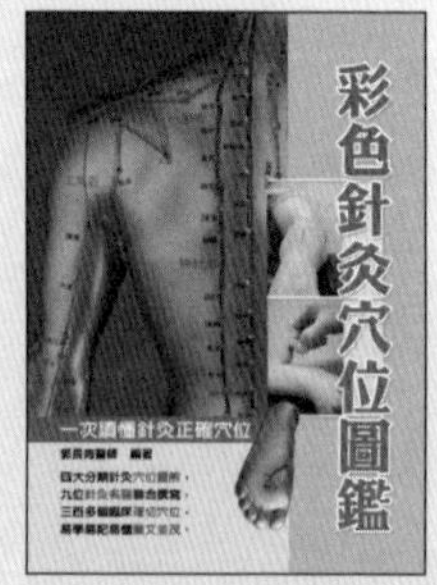

彩色針灸穴位圖鑑
NT：280

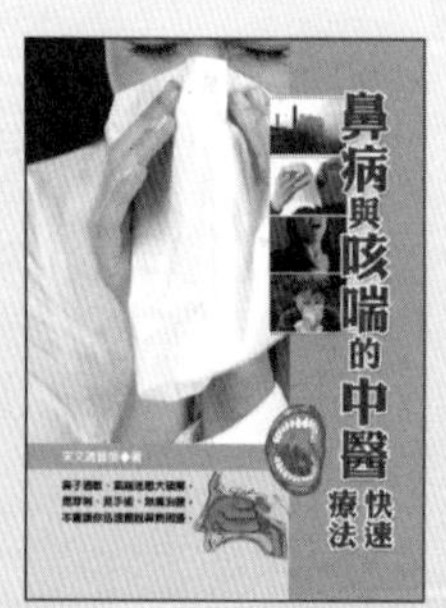

鼻病與咳喘的中醫快速療法
NT：300

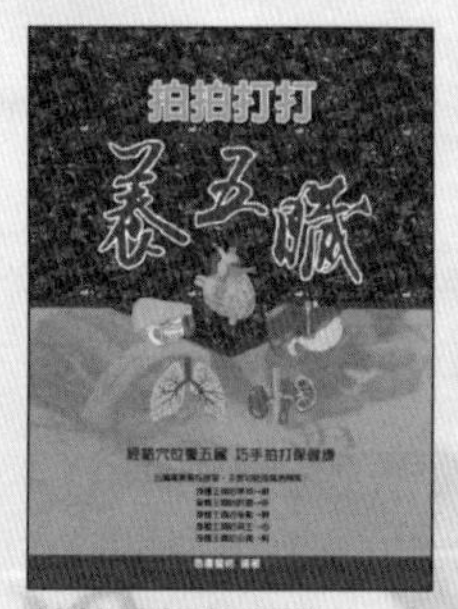

拍拍打打養五臟
NT：300

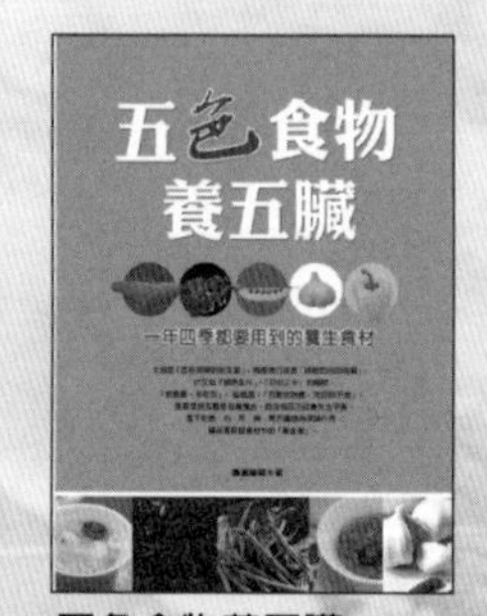

五色食物養五臟
NT：280

華志文化嚴選　必屬佳作

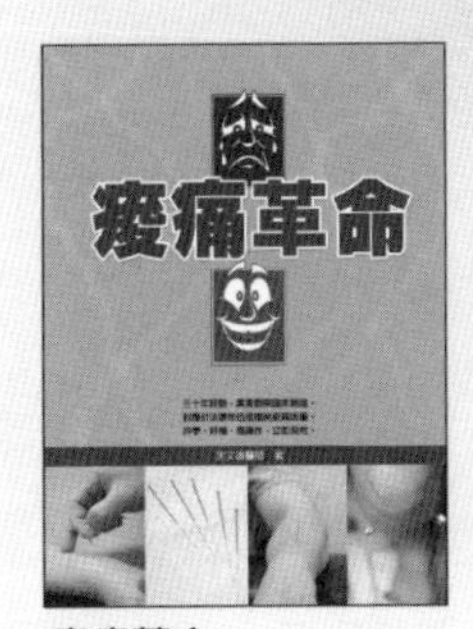

痠痛革命

NT：300

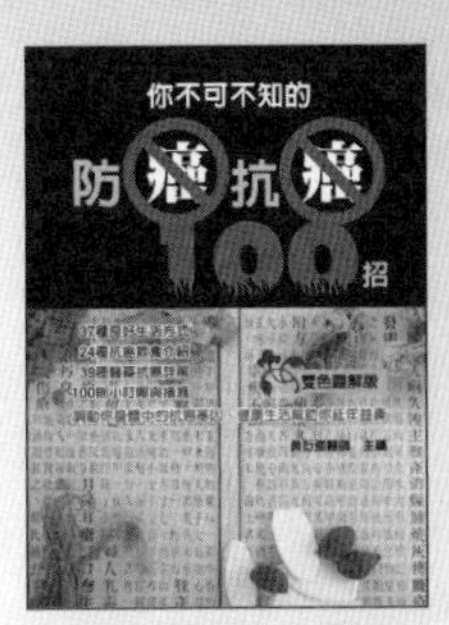

你不可不知的防癌抗癌100招

NT：300

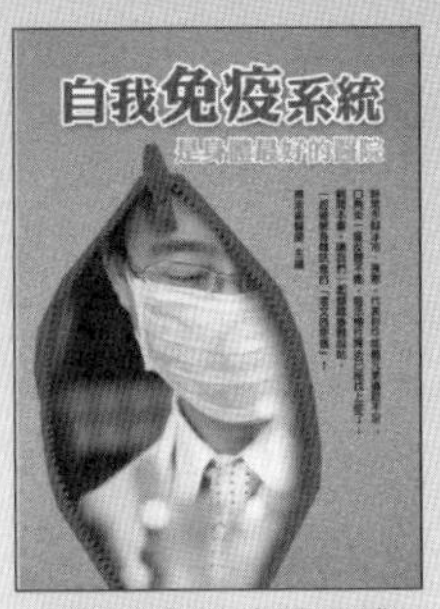

自我免疫系統是身體最好的醫院

NT：270

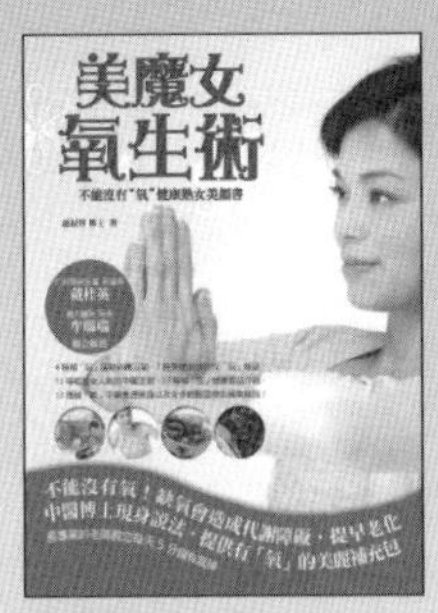

美魔女氧生術

NT：280

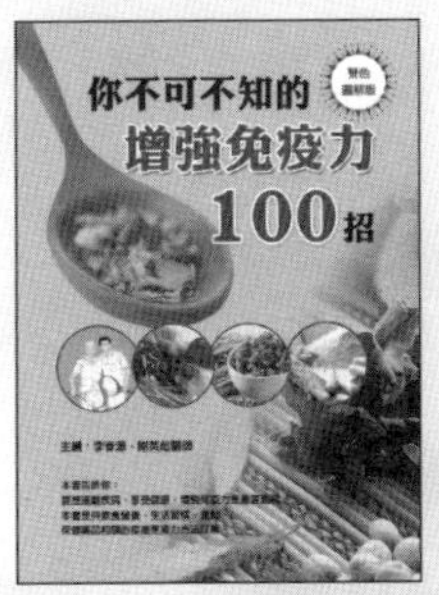

你不可不知的增強免疫力100招

NT：280

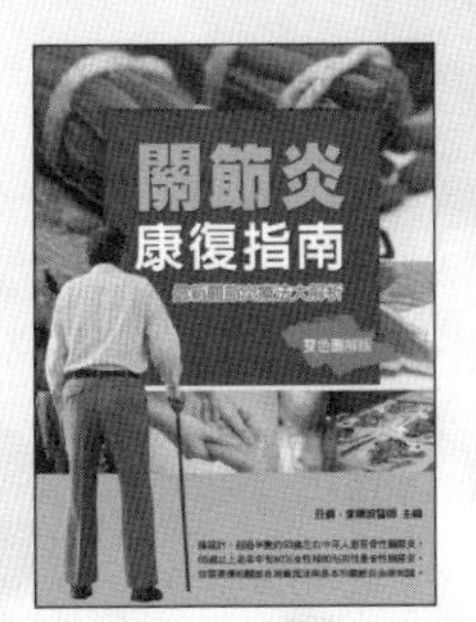

節炎康復指南

NT：270

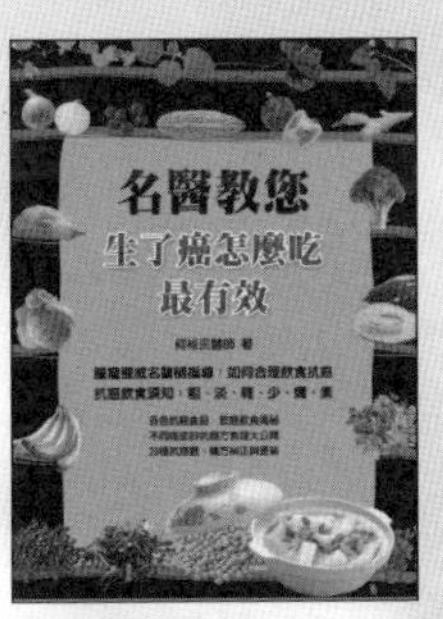

名醫教您：生了癌怎麼吃最有效

NT：260

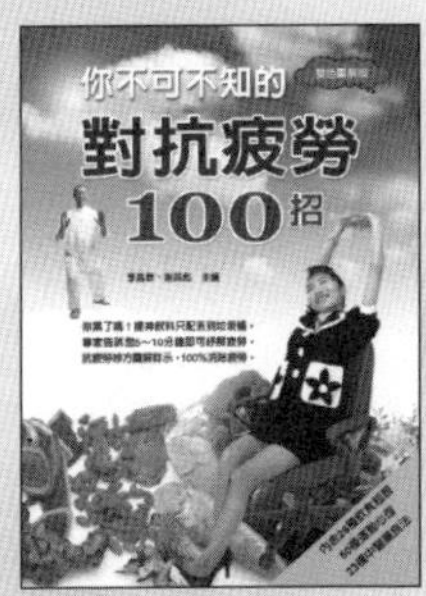

你不可不知的對抗疲勞100招

NT：280

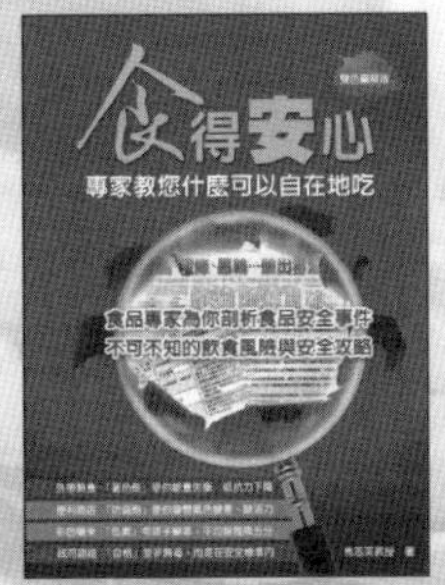

食得安心：專家教您什麼可以自在地吃

NT：260

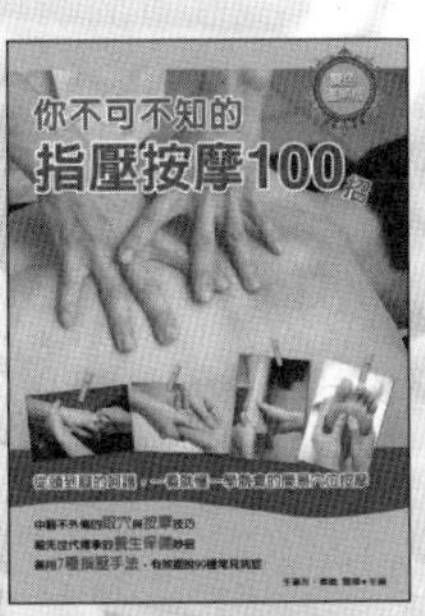

你不可不知的指壓按摩100招

NT：280

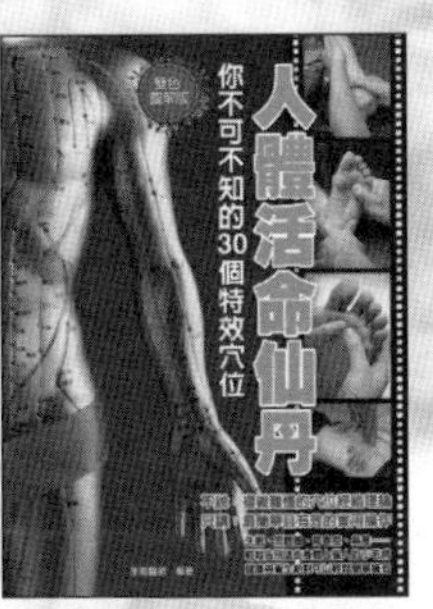

人體活命仙丹：你不可不知的30個特效穴位

NT：280

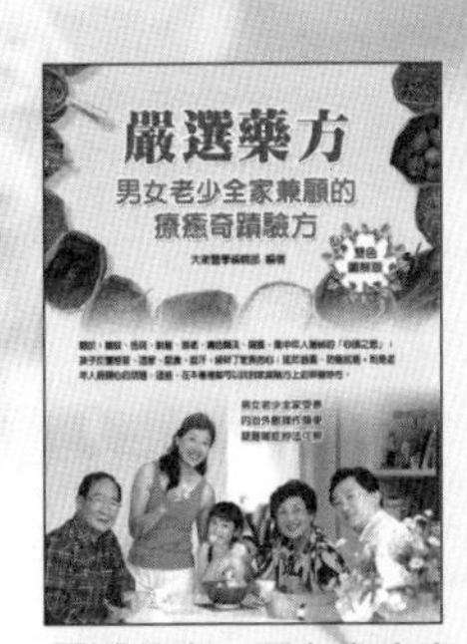

嚴選藥方：男女老少全家兼顧的療癒奇蹟驗方

NT：280

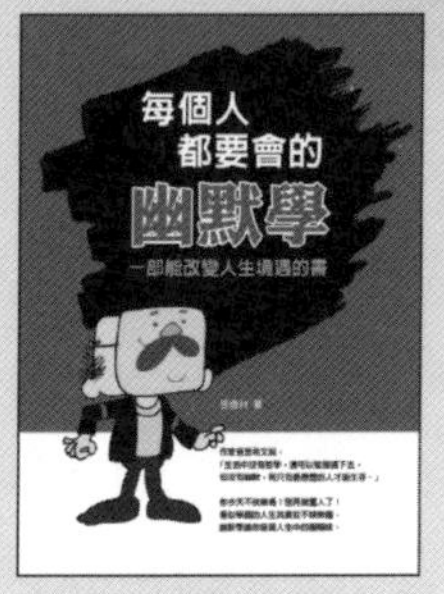

每個人都要會的幽默學

NT：280

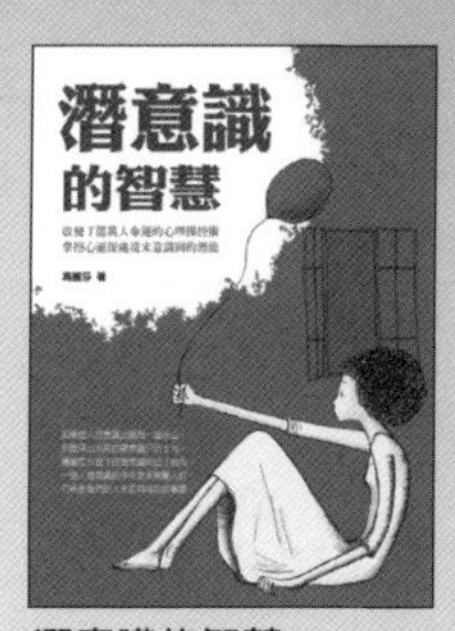

潛意識的智慧

NT：270

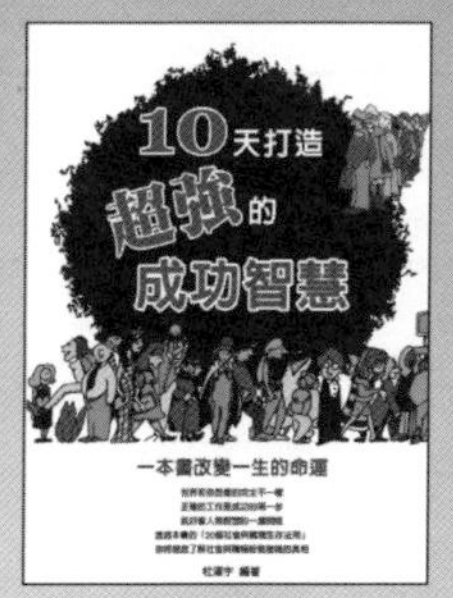

10天打造超強的
成功智慧

NT：280

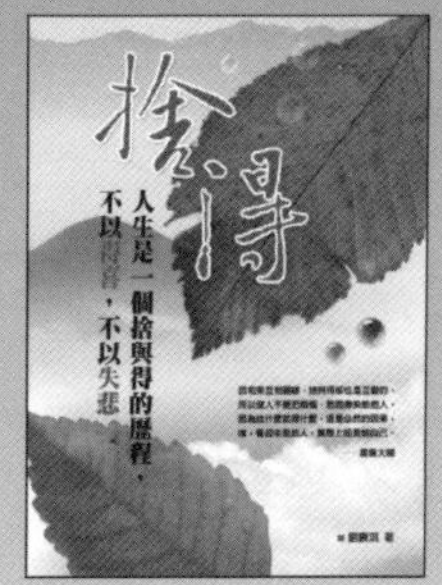

捨得：人生是一個捨與
得的歷程，不以得喜，
不以失悲

NT：250

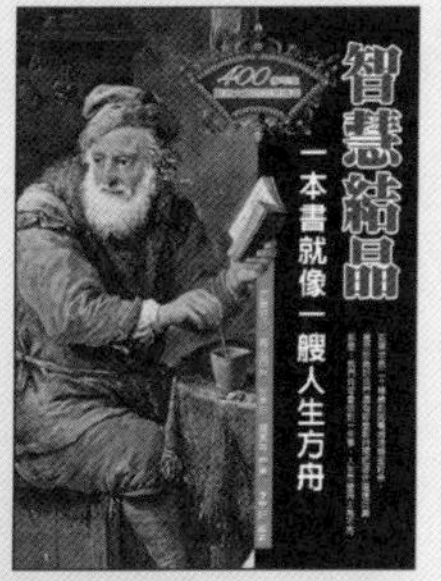

智慧結晶：一本書就像
一艘人生方舟

NT：260

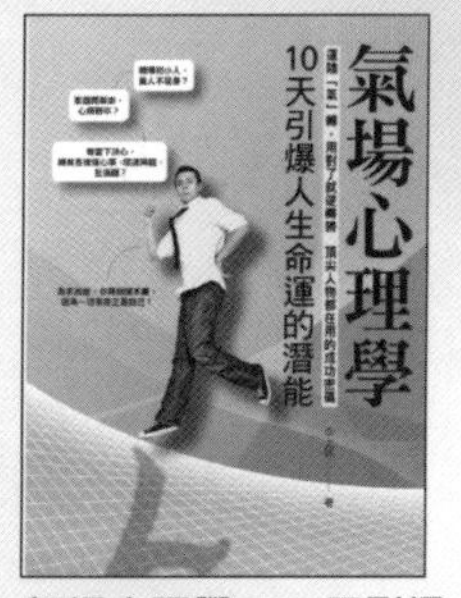

氣場心理學：10天引爆
人生命運的潛能

NT：260

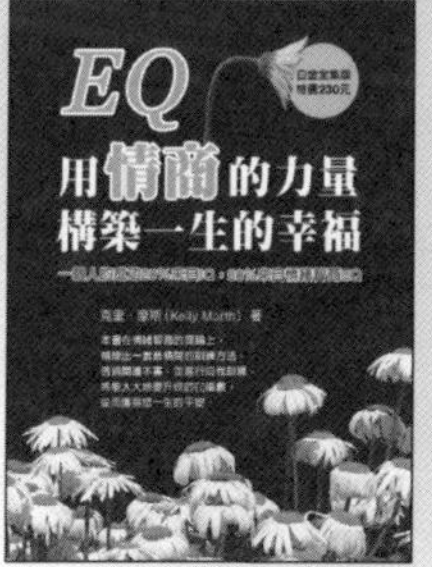

EQ：用情商的力量構築
一生的幸福

NT：230

華志文化嚴選　必屬佳作

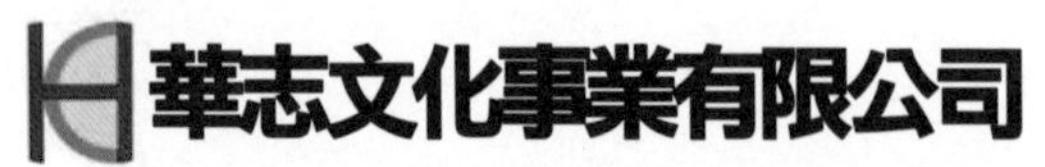

HUACHIH CULTURE CO., LTD

116台北市文山區興隆路4段96巷3弄6號4樓
E-mail：huachihbook@yahoo.com.tw　電話：(886-2)22341779

【紙本圖書目錄】

書號	書名	定價	書號	書名	定價
		健康養生小百科 18K			
A001	圖解特效養生 36 大穴（彩色）	300 元	A002	圖解快速取穴法（彩色）	300 元
A003	圖解對症手足頭耳按摩（彩色）	300 元	A004	圖解刮痧拔罐艾灸養生療法(彩色）	300 元
A005	一味中藥補養全家（彩色）	280 元	A006	本草綱目食物養生圖鑑（彩色）	300 元
A007	選對中藥養好身（彩色）	300 元	A008	餐桌上的抗癌食品（雙色）	280 元
A009	彩色針灸穴位圖鑑（彩色）	280 元	A010	鼻病與咳喘的中醫快速療法	300 元
A011	拍拍打打養五臟（雙色）	300 元	A012	五色食物養五臟（雙色）	280 元
A013	痠痛革命	300 元	A014	你不可不知的防癌抗癌 100 招(雙色）	300 元
A015	自我免疫系統是最好的醫院	270 元	A016	美魔女氧生術（彩色）	280 元
A017	你不可不知的增強免疫力 100 招(雙色)	280 元	A018	關節炎康復指南(雙色)	270 元
A019	名醫教您：生了癌怎麼吃最有效	260 元	A020	你不可不知的對抗疲勞 100 招(雙色)	280 元
A021	食得安心：專家教您什麼可以自在地吃（雙色）	260 元	A022	你不可不知的指壓按摩 100 招(雙色)	280 元
A023	人體活命仙丹：你不可不知的 30 個特效穴位（雙色）	280 元	A024	嚴選藥方：男女老少全家兼顧的療癒奇蹟驗方（雙色）	280 元
A025	糖尿病自癒：簡單易懂的 Q&A 完全問答 240	260 元			
		心理勵志小百科 18K			
B001	全世界都在用的 80 個關鍵思維	280 元	B002	學會寬容	280 元
B003	用幽默化解沉默	280 元	B004	學會包容	280 元
B005	引爆潛能	280 元	B006	學會逆向思考	280 元
B007	全世界都在用的智慧定律	300 元	B008	人生三思	270 元
B009	陌生開發心理戰	270 元	B010	人生三談	270 元
B011	全世界都在學的逆境智商	280 元	B012	引爆成功的資本	280 元
B013	每個人都要會的幽默學	280 元	B014	潛意識的智慧	270 元

B015	10天打造超強的成功智慧	280元	B016	捨得：人生是一個捨與得的歷程，不以得喜，不以失悲	250元
B017	智慧結晶：一本書就像一艘人生方舟	260元	B018	氣場心理學：10天引爆人生命運的潛能	260元
B019	EQ:用情商的力量構築一生的幸福	230元			
口袋書系列 64K					
C001	易占隨身手冊	230元	C002	兩岸簡繁體對照手冊	200元
休閒生活館 25K					
C101	噴飯笑話集	169元	C102	捧腹1001夜	169元
C103	寫好聯，過好年	129元			
諸子百家大講座 18K					
D001	鬼谷子全書	280元	D002	莊子全書	280元
D003	道德經全書	280元	D004	論語全書	280元
D005	孫子兵法全書	280元	D006	菜根譚新解	280元
D007	荀子新解	280元			
生活有機園 25K					
E001	樂在變臉	220元	E002	你淡定了嗎？不是路已走到盡頭，而是該轉彎的時候	220元
E003	點亮一盞明燈：圓融人生的66個觀念	200元	E004	減壓革命：即使沮喪抓狂,你也可以輕鬆瞬間擊潰	200元
E005	低智商的台灣社會：100個荒謬亂象大解析，改變心態救自己	250元	E006	豁達：再難也要堅持，再痛也要放下	220元
E007	放下的智慧：不是放下需求，而是放下貪求	220元	E008	關卡：生命考驗必須凝聚的九大力量	220元
E009	我們都忘了，知止也是一種智慧	200元	E010	百年樟樹聽我說話	200元
E011	鹹也好淡也好，人生自在就好	179元	E012	現在就是天堂：人生的行李越簡單越輕盈是最大的幸福	230元
中華文化大講堂 18K					
D101	母慈子孝（全彩）	250元	D102	鍾博士講解弟子規	250元
命理館 25K					
F001	我學易經的第一步：易有幾千歲的壽命，還活得很有活力	250元			

【純電子書目錄（未出紙本書）】

書號	書名	定價	書號	書名	定價
			歷史館		
E101	世界歷史英雄之謎	280 元	E102	世界歷史宮廷之謎	280 元
E103	為將之道	280 元	E104	世界歷史上的經典戰役	280 元
E105	世界歷史戰事傳奇	280 元	E106	中國歷史人物的讀心術	280 元
E107	中國歷史文化祕辛	280 元	E108	中國人的另類臉譜——非常人	280 元
E109	中國歷史的驚鴻一瞥——非常事	260 元	E110	中國名將之先秦亂世	300 元
			勵志館		
E201	學會選擇學會放棄	280 元	E202	性格左右一生	280 元
E203	心態決定命運	280 元	E204	給人生的心靈雞湯	280 元
E205	博弈論全集	350 元	E206	給心靈一份平靜	280 元
E207	謀略的故事	300 元	E208	用思考打造成功	260 元
E209	高調處世低調做人	300 元	E210	小故事大口才	260 元
E211	口才的故事	260 元	E212	思路成就出路	250 元
E213	改變命運的心態與性格	220 元	E214	IMAGE 打造你的黃金形象，善用 48 個輕鬆定律	250 元
			軍事館		
E301	世界歷史兵家必爭之地	280 元	E302	戰爭的哲學藝術	280 元
E303	兵法的哲學藝術	280 元			
			中華文化館		
E401	中華傳統文化價值觀	260 元	E402	人生智慧寶典	280 元
E403	母慈子孝	220 元	E404	家和萬事興	260 元
E405	找尋中國文化精神	260 元			
			財經館		
E501	員工的士兵精神	250 元			
			人物館		
E601	影響世界歷史的 100 位帝王	300 元	E602	曾國藩成功全集	350 元
E603	李嘉誠商學全集	300 元	E604	時尚名門的品牌傳奇	280 元
E605	世界最有權力的家族	280 元	E606	書香世家的流金歲月	280 元
			心理館		
E701	表情心理學	280 元	E702	肢體語言密碼	280 元
			親子館		
E801	教育孩子的 80 種美德	220 元			

糖尿病自癒：簡單易懂的Q&A完全問答240/楊國銘、彭小春作. -- 初版. -- 新北市：華志文化, 2014.06
面；　公分. --（健康養生小百科；25）

ISBN 978-986-5936-81-5（平裝）

1.糖尿病 2.問題集

415.668022　　103007861

華志文化事業有限公司

系列／健康養生小百科025

書名／糖尿病自癒：簡單易懂的Q&A完全問答240

編者　楊國銘、彭小春
執行編輯　林雅婷
美術編輯　簡郁庭
封面設計　黃雲華
文字校對　陳麗鳳
企劃執行　康敏才
總編輯　黃志中
社長　楊凱翔
出版者　華志文化事業有限公司
電子信箱　huachihbook@yahoo.com.tw
地址　116台北市文山區興隆路四段九十六巷三弄六號四樓
電話　02-22341779
印製排版　辰皓國際出版製作有限公司

總經銷商　旭昇圖書有限公司
地址　235新北市中和區中山路二段三五二號二樓
電話　02-22451480
傳真　02-22451479
郵政劃撥　戶名：旭昇圖書有限公司（帳號：12935041）
電子信箱　s1686688@ms31.hinet.net

出版日期　西元二〇一四年六月初版第一刷
售價　二六〇元

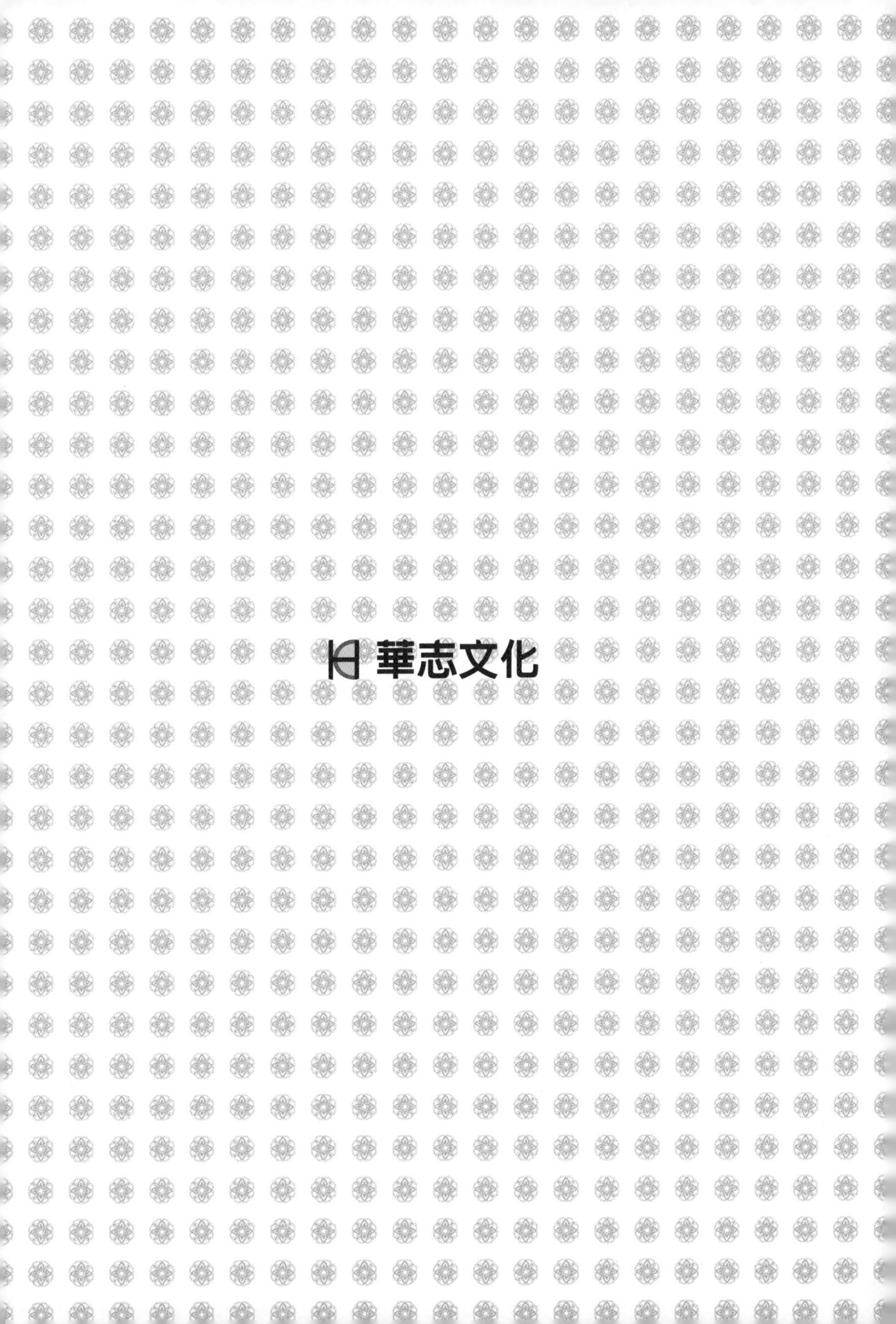
華志文化

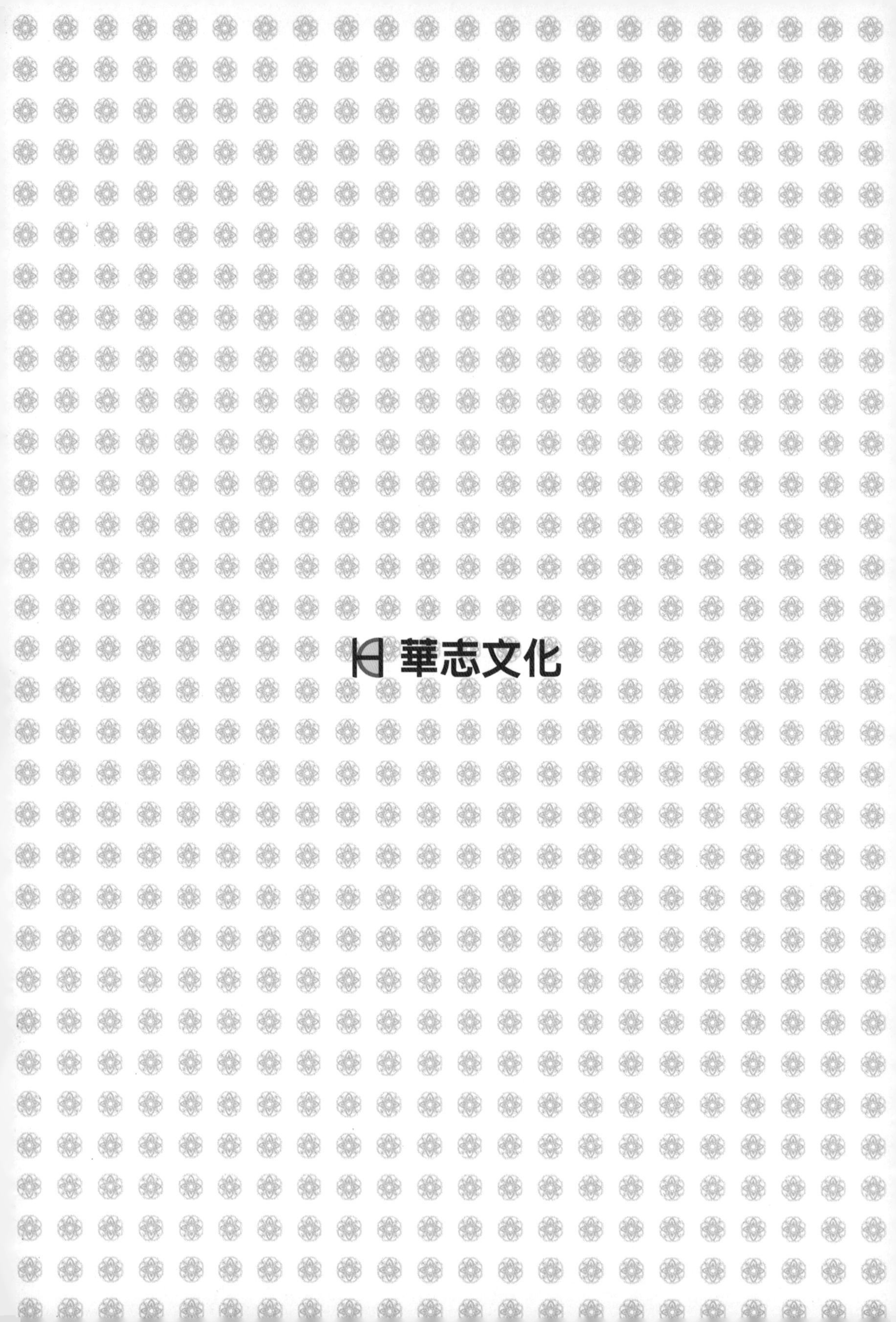
華志文化